Reha-Gast

ad libri

PETER OEBEL

Reha-Gast

Emil Lexas Aufzeichnungen
aus einer Reha-Klinik

adlibri Verlag

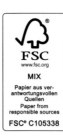

Erstausgabe März 2017
Verlegt im adlibri Verlag
Ein Imprint der KlettMedia
Copyright © 2017 für diese Ausgabe
KlettMedia e.K., Freiburg (Elbe)
Redaktion und Lektorat: Rainer E. Kirsten
Umschlagkonzept und -gestaltung: Wibcke Klett
Umschlagbild: Wibcke Klett © Wibcke Klett
Gestaltung und Satz: KlettMedia
Herstellung: BoD, Norderstedt
Printed in Germany 2017
ISBN 978-3-96069-050-4

www.adlibri.de

Gedanken
innerhalb weniger Minuten
mit einer Tasse Kaffee in der Hand
am Fenster sitzend
flüchtig gegrübelt

Gedanken
die irgendwann dann
aus der Erinnerung geschrieben
die eine oder andere
gefundene Sichtweise
eines Lebens offenbaren

Einiges mit einer gespielten Ernsthaftigkeit
kommentiert, und anderes
aus einer gewissen Besorgnis heraus erzählt,
stets aber die Folge eines Hinsehens
als Anlass genommen,
für das flüchtige Vereinen von Ironie, Ernst
und Bewunderung für das Leben.

Für den Anfang

Was soll, oder besser, was will ich schreibend sagen? Was bitte, gibt es da schon Großartiges zu berichten? Im Grunde – im Grunde ist es ein recht tristes Thema, das ich mir da, wieso auch immer, vorgenommen habe. Und nicht nur das, streng genommen, weiß ich auch wirklich nicht so recht, wo ich das Element (das Element – oder sagt man vielleicht besser die Komponente, den Baustein oder das Faktum?) mit dem klingenden Namen »Rehaklinik« lassen soll. Also, wie und wo ich es – frei nach der Maxime, dass möglichst alles seine Ordnung haben soll – innerhalb meines Daseins am passendsten zu- oder einordnen könnte.

Uhren beispielsweise, Uhren, die man am Handgelenk trägt – und ich sehe jetzt mal allein mich als ziemlich bewusst wählenden Konsumenten –, die assoziiere ich sofort mit der Schweiz, Schuhe und Autos mit Italien, Rotwein vornehmlich mit Frankreich und Spanien und Rasierseife ausschließlich mit England, und so weiter, und so fort. Wenn man versteht, was ich damit sagen will.

Was oder wen aber, die Frage sei erlaubt, was oder wen könnte ich aus Überzeugung mit einer Rehaklinik verbinden? Ich kann es nach Lage der Dinge real nicht sagen! Vorerst bleibt mir hierzu nur, es geduldig abzuwarten. Vielleicht komme ich ja noch darauf. Einstweilen wechsle ich, um gemäß meines Vorsatzes, überhaupt irgendetwas in dieser Hinsicht schreibend zu unternehmen, meinen Blickwinkel. Schaden kann es jedenfalls nicht, die Angelegenheit einmal kurz aus einer anderen Richtung zu betrachten.

Selbstverständlich wäre die Frage absolut gerechtfertigt – und ich rechne sogar fest mit ihrer Erscheinung –, wieso ich mir überhaupt in dieser Weise Gedanken mache! Gedanken über eine Sache, die üblicherweise keine – oder wenn doch, dann doch wohl höchst marginal – Erwähnung findet, über eine Angelegenheit, die irgendwie und irgendwo stattfindet, und dann aber sofort wieder, und ohne jeden Umweg, auf Nimmerwiedersehen ins Vergessen abgleitet. Diese Frage könnte man mir stellen!

Aber, um hierauf gleich eine Antwort zu bieten, aber so bin ich eben veranlagt. Ich kann nicht anders! Ich kann es eben nur sehr, sehr begrenzt entscheiden, wie tief und wie lange ich über dies oder über das oder über jenes nachdenke. Und das tief in mir, was diese hierzu ausschlaggebenden Entscheidungen anstelle meiner ... meiner – vielleicht nennen wir es – Vordergründigkeit mehrheitlich trifft, das hat sich nun mal, wieso auch immer, für dieses Thema entschieden, hat es scheinbar für wert befunden, es für eine Weile in den Vordergrund zu stellen. Das muss man einfach als gegeben ansehen. (Und bitte durch das »In-Mir« nur nicht etwa irritieren lassen. Ich spreche hier von den verschiedenen Bewusstseinsebenen der menschlichen Persönlichkeit, die immer – und das nicht allein bei mir – auch ein Wörtchen mitzureden haben, wenn es um solche Entschlüsse geht.)

Nebenbei bemerkt: So geschieht es, dass ich infolgedessen stets entweder eine Dimension mehr oder eine Dimension weniger, als man es zu Recht erwarten kann, anwesend bin, wenn ich anwesend bin, und dass ich durchaus dazu neige, mich immer wieder mal mit einigen meiner Gedanken, von denen ich mich bereits sattsam verabschiedet habe, zu dem einen oder anderen, mehr oder weniger ausgiebigen Stelldichein zu verabreden – sie für unterschiedlich lange Treffen zurückzuholen –, und das, so kommt es mir vor, aus der anwachsenden Vermutung heraus, dass man die Gegenwart offenbar nur aus der Erinnerung heraus erfahren und erleben kann. (Eine recht kühne Behauptung, ich weiß. Und dennoch ...) Ja, so und nicht anders geschieht es. Da kann man nichts machen. Eine meiner hinzunehmenden Angewohnheiten. Und zugegeben – nein, nein, ich will auch das nicht verheimlichen, wieso auch? –, ich konnte mich auch erst so nach, und nach und so über die Jahre hinweg, daran gewöhnen. Aber das jetzt wirklich nur ganz, ganz am Rande, also, am Rande des Randes.

Also – der Aufenthalt in einer Rehaklinik, und um einen solchen Besuch geht es hier mehr oder weniger im Wesentlichen, zumindest in erster Linie, der ist selten freiwillig. Oder vielleicht etwas passender ausgedrückt: Der Einweisung in solch eine Anstalt geht in der Regel ein Ereignis voraus, das der dorthin Überwiesene weder gewollt noch geahnt hat. Gut, hier etwas einschränkend zugegeben, kann man allerdings bei dem einen oder anderen Zeitgenossen voraussetzen, dass er durchaus seine Einlieferung vorhersehen kann, dass er sogar als Aspirant, also Bewerber, den ersten Schritt in diese Richtung setzt; Hand in Hand mit dem ihn gewissenhaft betreuenden Hausarzt sozusagen, der das, und nur das, für eine gute Lösung hält, weil eben diese oder jene körperliche Verschleißerscheinung seines Patienten nach einer solchen Maßnahme förmlich lauthals zu rufen scheint.

An einen in dieser Variante kalkulierenden Personenkreis denke ich jetzt in der Tat allerdings nicht. Denn, und genau hier sehe ich nun meinen Ansatz gegeben, denn für einige Menschen kommt eben all das wie auf einen Schlag – kommt all das »Knall auf Fall!«, sozusagen.

Knall auf Fall – bei mir verhielt es sich nicht anders. Davon werde ich ein wenig erzählen, sofern es mir denn gestattet ist. Ein Unfall. Ein Missgeschick. Ein meine

Gesundheit betreffender Unglücksfall! Eine körperliche Verletzung, eine, die die umgehende Hilfe eines Krankenhauses erforderte und mich danach dann, innerhalb kürzester Zeit, ab und geradewegs in die Rehabilitation führte. Ja. Knall auf Fall. Die Formulierung wird dem Start, der diese Ereigniskette nach sich zieht, gerecht. Wie anders soll man es sagen. So schnell kann das gehen.

Eine seitens meiner absolut unvorhersehbare Plötzlichkeit. Eine, die mir, zumindest für einige Wochen, die vertrauten Tagesabläufe meines gewohnten Lebens merklich veränderte. Wochen und Tage, die sich mir gegenüber übrigens unbeirrt so verhielten, als würden sie sich mit Händen und Füßen geradezu dagegen zur Wehr setzen, überhaupt irgendwann einmal enden zu müssen. Aber egal. Das mag man unterschiedlich empfinden und bewerten. Hier spreche ich allein von meinen subjektiven und von daher nicht unbedingt übertragbaren Wahrnehmungen, die obendrein noch höchst situativ bedingt waren.

Bereits mit ein wenig Feingefühl sollte der Leser aus den paar bisher geschriebenen Zeilen heraus schon erahnen können, dass die freundschaftliche Beziehung – wenn man denn jenes Verhältnis, mit einer Prise Ironie gewürzt, für den Moment mal so benennen will –, dass die einträchtige Vereinigung, die ich imstande bin, zu einer Rehaklinik zu entwickeln, doch sehr, sehr begrenzt ist, was ich, und damit fängt es an, nicht zuletzt dem höchst gewöhnungsbedürftigen Ambiente zuschreiben möchte, das Kliniken, Krankenhäuser und Sanatorien für mich haben.

Mir ist es dort, in den genannten Einrichtungen, nämlich etwas zu weiß, wesentlich zu warm und alles in allem bedeutend zu dicht »auf die Pelle gerückt«. Und bereits solche, für mich besorgniserregenden Begriffe wie Reha oder Kur, erwecken in mir sofort entsprechende Assoziationen, sodass für den Moment das alles, was ich aus ehrlichem

Herzen heraus doch strikt ablehnen möchte, für mich recht schnell und somit bedenklich in meine Richtung schreitet. (Ja, diesen ziemlich speziellen Dunstkreis mache ich dafür verantwortlich – also, für meine Aversion –, der derartige Institutionen ganz unweigerlich umhüllt.)

(Übrigens, ich bilde mir keinesfalls ein, dass ich mit dieser meiner Einstellung auf weiter Flur völlig mutterseelenallein dastehe – was meine Einstellung selbstverständlich auch nicht im Mindesten relativieren würde! –, das ist unwiderleglich nämlich absolut nicht der Fall. Unterm Strich betrachtet haben jene Institutionen beileibe eine abschreckende Wirkung, eine, die allerdings mit höchst differenten Namensgebungen bedacht wird, was am Ergebnis aber kaum etwas ändert. Ich denke, das bedarf keiner weiteren Erklärung.)

Wobei man all das von mir gerade Angeführte falsch verstehen könnte – mich falsch verstehen könnte. Das gilt es zu vermeiden. Denn das, was mich so empfinden und aussagen lässt, das hat weder etwas mit der Kompetenz der dort waltenden Menschen noch mit ihrer Hilfsbereitschaft zu tun – und allein darauf kommt es letztlich doch an! –, also, nichts mit der Effizienz solcher Einrichtungen per se, einschließlich der, klarerweise, die sich meiner angenommen hatte. Weder ein das betreffendes, vernichtendes Urteil noch ein noch so geringes Vorurteil habe ich im Sinn. Beides nicht im Entferntesten. Ich möchte, dass das bitte möglichst unverschwommen zur Kenntnis genommen wird.

Nein, meine höchstpersönliche Zurückhaltung, die nährt sich – und damit bestimme ich schon mal »zu dicht auf die Pelle gerückt« – hauptsächlich aus den großen wie kleinen, aber immer von meiner Seite her fassbaren Randerscheinungen, die sich mir zwangsweise immer dort einstellen, wo sich die Masse sammelt, wo sich der Schwarm formiert; Randerscheinungen, die zu gerne genau dort nisten, wo sich Menschenscharen einfinden. Meine Zurückhaltung speist sich aus der Summe einiger der aus heutiger Sicht zwar scheinbar als *normal* zu bezeichnenden, dessen ungeachtet mir aber unliebsamen – nennen wir sie hier meinetwegen – Unwichtigkeiten, die eben auch mit solchen sinnvollen wie notwendigen Maßnahmen, wie beispielsweise eine Rehabilitation, einherschreiten.

Von den zwar eher kleinen, aus meiner Sicht heraus aber dennoch höchst speziellen, von der Masse scheinbar so gut wie nicht – oder sogar überhaupt nicht mehr? – wahrgenommenen Rahmenbedingungen spreche ich, die, zugegeben, mit etwas Abstand und in der Relation betrachtet, unbestritten eine Nebenrolle spielen und die man insofern – mich dann aber bitte konsistent ausgeklammert! – auch getrost als nicht erwähnenswerte Nebensächlichkeiten bezeichnen darf. (Damit weiß zwar längst noch nicht jeder Leser dieser Zeilen, auf was genau ich hier nun zeige, dessen bin ich mir natürlich bewusst, aber zumindest habe ich mich nach bestem Wissen und Gewissen bemüht, auch in dieser Hinsicht möglichst eine einigermaßen hinlängliche Erklärung zu bieten.)

Die Tatsache nun, dass es dort, in dem besagten, von mir besuchten Klinikum, aber zielsicher genau diese mehr oder weniger kleinen Dinge waren, die – wogegen ich mich niemals erfolgreich wehren könnte – meine innere Distanzierung kontinuierlich forderten und förderten, Umstände, mit denen sich, wie bereits angedeutet, längst nicht jeder von Schmerzen geplagte, hilfebedürftige Reha-Bürger mehr als nur ansatzweise und eher unterschwellig konfrontiert sieht, und falls doch, dann nicht unbedingt negativ (und einlenkend möchte ich betonen, dass das vernünftigerweise so der Fall ist! Wo kämen wir denn da hin ...), jene Tatsache kann meine aus der Reihe fallende Haltung zwar nicht ausreichend entschuldigen, meine Haltung aber vielleicht in Grundzügen untermauern.

Jawohl. Untermauern. Zumindest ... zumindest liegt hier ein Fragment meiner Hoffnung gebettet. (Nämlich, dass für mich, den Verfasser von derartig unwichtigen Geschichten, das Benennen – die angezeigten Rahmenbedingungen als verteidigender Advokat, wenn man so will –, ein verständnisvolles Plädoyer sprechen mag.) So meine Hoffnung. Aber gut, ich kann, will und werde da nichts Großartiges erwarten.

An mir liegt es also, wenn ich so urteile, wie ich urteile, an mir, dem Schreiber dieser Zeilen, in höchst eigener Person und ganz allein! Auch das allerdings ist für mich nichts Neues. Nein, dessen bin ich mir natürlich sehr bewusst. Ich bin es, ich, der Außenseiter, der sich einfach nicht weigern kann, auf das zu schauen, was offenbar nicht sehenswert ist. Ich bin es, der wie im Zwang dort hinsieht, wo es reinweg nichts Bemerkenswertes zu entdecken gibt. Sagen wir es mal so: Meine ureigene Eigenbrötelei droht mich selbst dort straucheln zu lassen, wo der Pfad, seitens der mit mir auf ihm wandernden Zeitgenossen, einstimmig als ausreichend eben und plan bezeichnet wird. Gut, so weit zu meiner ureigenen Einsicht bezüglich meiner ureigenen Uneinsichtigkeit. Und ja, wie sagt der gute alte Volksmund doch so treffend: »Einsicht ist der erste Schritt zur Besserung!« Also, solange mein Ego imstande ist, aufrichtige Selbsterkenntnis zu zeigen, solange sind, und darauf bestehe ich gerne, solange sind »Hopfen und Malz« bei mir noch nicht verloren, nein, zumindest nicht vollkommen. –

Wieso, frage ich mich, wieso kann ich mich nicht kurzerhand und endgültig damit abfinden, dass mir die Zeit, in der ich lebe, nicht die Ausgewogenheit bieten kann, die ich von meinem Dasein erwarte? Wieso, bitteschön, wieso habe ich überhaupt derartige Erwartungen? Warum bestehe ich selbst dort auf etwas Ruhe und Stillstand, wo das immer schneller und schneller und schneller drehende Existenz-Karussell mit hoher Kraft und starkem Durchsetzungsvermögen bemüht ist, ausnahmslos alles vehement in dieselbe Richtung zu schleudern? Warum füge ich mich nicht ebenfalls, wie die breite Masse es ganz offenbar hält, hingebungsvoll dieser brachialen Gleichschaltung (und um nichts anderes als um eine Gleichschaltung handelt es sich hier), die ihren allumfassenden, gigantischen Siegeszug sicherlich längst noch nicht vollendet hat? Und? Warum füge ich mich nicht?

Aus welchem Grunde nur diese meine unbeugsame Haltung, die mich an den aussichtslos gegen Windmühlen kämpfenden Don Quijote erinnert? Mag mir das vielleicht einmal jemand – aber bitte möglichst für mich verständlich! – erklären? Ich denke, dass mir das (ein Rettungsring der Erklärung) eventuell etwas behilflich sein könnte. Naja ... also – Schaden anrichten könnte es jedenfalls nicht.

Und so sitze ich nun hier an meinem Schreibtisch und werde versuchen, es schreibend zu formulieren, was mir in jenen Tagen, dort in der Reha, auf- und einfiel. Ich werde mir erlauben, so mein fester Vorsatz, möglichst frei heraus zu erwähnen, was mich immer noch von den Zeitgenossen unterscheidet, die die soeben angedeuteten und von mir abgelehnten Rahmenbedingungen nicht nur vorbehaltlos akzeptieren mögen, sondern sie auch – »in einem Rutsch«, wie man bedenkenlos sagen könnte – verursachen, hegen und pflegen.

Selbstredend werde ich mich bemühen, so ebenfalls meine Absicht, dabei möglichst fair zu sein; redlich zwar, das schon, allerdings – ich gebe es besser gleich hier und jetzt zu – nicht ganz unvoreingenommen. Nein, ganz unbefangen bin ich nicht. Das ist mir auch kaum möglich.

Momentan gibt sich mir auch kein einziger Grund zu erkennen, weshalb ich meine Vorurteile etwa versteckt halten sollte (das würde meinen Bericht nicht ehrlicher, sondern nur langweiliger machen).

Und wie gesagt, ich möchte es noch einmal dick und doppelt mit meinem Rotstift unterstreichen: Keinesfalls will und werde ich die Klinik – unweit von Hamburg, im Süden von Schleswig-Holstein gelegen – in ein schlechtes Licht rücken wollen – die Klinik, deren Hilfe ich uneingeschränkt bekam, deren professioneller Betreuung ich zweifellos viel zu verdanken habe. Nein, das, was mir Anlass für meine Berichterstattung gab – den Grund, für meine Erzählung, mit einem leicht kritischen Unterton zuweilen –, das kann ich auch jederzeit anderweitig suchen und ganz sicher auch entdecken, in anderen Kreisen, bei anderen Gelegenheiten. Immer dort eben, wo sich Gruppierungen bilden, wo sich Scharen einfinden, wo sich Massen sammeln. Ich sagte es bereits.

Insofern kann es in gewisser Weise auch als eine Art Zufälligkeit angesehen werden, dass ich mit einigen meiner Gedanken hier, hier in jener Rehaklinik, hängengeblieben bin, als ein purer Zufall – benennen wir es so –, ein Zufall, der gerechterweise nun bitte auch als solcher bewertet werden sollte.

Hier noch schnell eine Vorwarnung

Dass das zu betrachtende, mittig auf der weißen Wand hängende Gedankengemälde – ich bediene mich hier mal einer Metapher –, sich immer mal wieder als impressionistisch oder expressionistisch überzogen oder gar deutlich surreal unterwandert erweist, das sollte nicht weiter wundern, das sollte besser stillschweigend hingenommen werden. So verhält es sich eben, wenn das Grübeln die Farbpigmente liefert und auswählt, die Gegenwart, die auf den Keilrahmen zu spannende Leinwand besorgt und das Zurückliegende die Pinselführung übernimmt. Und das ist auch weiß Gott keine Kuriosität. Das verhält sich bekanntlich beim Schreiben genauso wie beim Malen ... und in der Musik-Komposition wird ebenfalls keine hiervon abweichende Sprache gesprochen. Ich kann da jedenfalls keine nennenswerten Unterschiede erkennen.

Immer dann nämlich, das gilt es zu beachten, wenn sich dergestalt das Jetzt mit der Vergangenheit trifft, wenn sich beide, wie im Tanze spielend, vereinen, seziert das Näherhinsehen des Malers (des Schreibers, des Musikers ...) akribisch das Motiv. Dann erwachen für den Moment die Konturen des Marginalen, reibt sich das Klitzekleine, das eigentlich im Ruf steht, aus absoluten Unwichtigkeiten geformt zu sein, aufmerksam die Augen, erhebt sich für ein Weilchen, reckt sich kurz in Richtung Oben und macht sich für eine flüchtige Ewigkeit, und entgegen jeder Erwartung, groß und stark und unübersehbar. Dann werden selbst dünne, ursprünglich fragile Umrisse breit und stark, kleiden sich graue Silhouetten in ein gesättigtes Schwarz. Man sollte aber auch davor nicht übermäßig erschrecken, denn das ist ganz gewöhnlich – ungewöhnlich.

Natürlich kann die in einer kleinen, flachen Regenwasserpfütze schwimmende, sich lautlos sachte vom Winde hin und her drehende Tannennadel als ein Riesentanker angesehen werden, als ein Ozeanriese, als ein wahres Monstrum der Meere, das sich nur mit allergrößter Mühe, seitens einiger starker Schlepper, in dem viel zu engem Fahrwasser des Hamburger Hafenbeckens in Richtung des zugewiesenen Liegeplatzes drehen lässt. Natürlich!

Und selbstverständlich darf das überaus dünn-durchsichtige, ungemein kurzlebige, sich flugs und lautlos in der Atmosphäre auflösende Rauchfähnchen eines soeben tonlos erloschenen Streichholzes mit einem mächtigen, gigantisch expandierenden, furchterregenden Atompilz verglichen werden, der in der einsamen Weite der Wüsten Nevadas, mit überwältigender Wucht und einem dramatischem Getöse, unaufhaltsam in Richtung Weltall dringt. Selbstverständlich auch das!

Und ebenso folgerichtig besteht allzeit die Möglichkeit, das im Spätsommer frühmorgens sanft bescheiden vom Lindenblatt herab und zu Boden gleitende Tröpfchen Tauwasser als ganz genau die titanischen Wassermassen zu empfinden, die die Niagarafälle, in einer Sekunde, mit einem schier ohrenbetäubenden Getöse siebenundfünfzig Meter hinab in die Tiefe stürzen lassen. Auch eine solche sinnliche Wahrnehmung hält sich für uns stets und immer abrufbereit!

Doch. Jawohl. Wer wundert sich ... Man mag diese Möglichkeiten übersehen, kann sie hinnehmen, kann sie anzweifeln, kann sie verwerfen. Aber all das, all das lässt sich mittels der Sinnlichkeit des Näherhinsehens, das so manche, seitens der Realitäten ziemlich hoch aufgestellten

Hürde problemlos überwindet, und die meisten der kleineren, wie auch immer von ihr gearteten Grenzzäune der Gegenwart leichtfüßig überspringt, durchaus einrichten. Jawohl. Ich wage es zu behaupten.

Das mag allerdings hin und wieder dazu führen, dass der mehr oder weniger interessierte Besucher meiner Galerie (Galeriebesucher, um in der Welt der Metapher noch etwas zu verweilen), der mehr oder weniger aufmerksame Betrachter meiner Ausstellung (also, der Leser des so entstandenen Bildes), sich über das von mir Hervorgehobene sehr wundern muss, ja dass er es letztlich doch lieber bevorzugt – möglicherweise sogar ein wenig die Nase rümpfend und unbemerkt den Kopf leicht schüttelnd? –, sichtlich irritiert weiterzuziehen.

Auch das ist dann alles andere als ungewöhnlich und sollte bestenfalls als – ja –, als erstaunlich betrachtet, keineswegs aber als ad absurdum verurteilt werden. Und ... und überhaupt ... Ist es denn wirklich so wichtig, das mühsam im Kopfe entstandene Bild voll und ganz verstanden zu haben? Reicht es denn nicht völlig aus, »der Meinung zu sein«, seinen Sinn durchschaut zu haben? Gut. Das war's dann auch schon. Also – was die angekündigte Vorwarnung betrifft.

Der Kaffeeholer

Morgens. In der Kantine. Unmittelbar vor mir, auf dem eigens von mir gewählten Tisch, vor Kurzem selbst serviert auf einem Tablett das, was man für ein Frühstück benötigt. Vorerst vorsorglich etwas auf Distanz – gleichzeitig essen und lesen weiß ich tunlichst zu vermeiden – mehr in die rechte Ecke des Tisches gerückt: ein Buch, das ich mir heute Morgen mitgenommen habe. (Dass ich hier noch für eine gute Weile zum Lesen komme, das halte ich allerdings auch heute eher für unwahrscheinlich. Aber man kann ja nie wissen.)

Nachwachsende Geräusche schwirren spitz durch den Raum. Sie werden hier und dort und dort und dort von den Wänden aufgesogen oder prallen von ihnen ab, um dann taumelnd, also recht unbeholfen, irgendwo auf dem Boden zu landen. Wo sie dort dann – sofern letzteres der Fall ist – jeweils verbleiben, wo sie, ohne sich je wieder zu berappeln, ihre ohnehin geschwächten Kräfte völlig einbüßen und sich letztendlich zum Sterben unauffällig niederlegen, das kann man wirklich nur vermuten. Diese Geräuschkulisse: so in etwa wird sie mir gerade vorstellig. Hallende Töne und Klänge in den unterschiedlichsten Tonlagen, erzeugt von einem enormen Orchester, dessen musikalische Leitung es nicht im Mindesten zu stören scheint, dass die von ihr erwählten Instrumente ganz offenbar ziemlich dissonant gestimmt sind.

Porzellan. Metall. Artikulationen der Sprache. Ein durchgehendes, ineinander übergehendes Geschirrgeklapper, verursacht von Tellern, Tassen, Messern, Löffeln und

Gabeln unterschiedlichster Formen und Größen, um vorerst das zu benennen, was sich zwar keineswegs eindeutig heraushören, dafür ab stark vermuten lässt. Ein Raunen. Ein Stimmengewirr. Einige mehr oder weniger verständliche Gesprächsfetzen. Alles – wie zufällig aber wiederkehrend auftretend – unterstützt von einem zwar kurzen aber dominanten Scharren (oder sagt man besser Schrummen?), wie es eben gelegentlich aufzutreten gedenkt, wenn Tisch oder Stuhl oder zugleich beides in Position gerückt, oder deren Positionen, wieso auch immer das als erforderlich angesehen wird, erneut korrigiert werden.

Klangkulissen. Klangfiguren. Klangkörper. Zeitgleich, und somit konfus ... Eine surreale – ich sag mal – Opernaufführung, fürwahr. Ich denke, das kann man so stehen lassen. Eine auf irgendeine Weise unwirkliche Inszenierung, die zwar auch heute wieder so gut wie komplett ausverkauft ist, die allerdings von der Mehrheit des erschienenen Publikums, dem Anschein nach, kaum merklich wahrgenommen wird.

»Wird all das denn wirklich auch nicht mehr vernommen?«, frage ich mich, »also, vielleicht muss das ja auch nicht unbedingt sein. Oder? Ich frage doch nur ...« – »Doch, doch, das wird vernommen. Das schon. Aber – aber eben nur sehr unterschwellig, mein verehrter Herr!« Der mittlerweile wohl leicht durchgeschwitzte, dessen ungeachtet aber weit bis über beide Ohren auf seine Arbeit konzentrierte Dirigent des Momentanen (der, in der rechten Hand einen dünnen Stab haltend, mit seinen hoch erhobenen Händen unbändig in der Luft herumfuchtelt), scheint mir das soeben, nicht ohne ein gewisses Quantum Unverständnis in seinem Mienenspiel, nebenbei zurufen zu wollen. Und: »Aber das weiß man doch auch! Ausschließlich unterschwellig ist mein Musikdrama aufzunehmen! Unterschwellig. Unbewusst. Subtil und ... Also bitte, mein Herr, bitte, lenken Sie mich jetzt nicht unnötig ab. Halten Sie sich gefälligst etwas zurück. Lassen Sie mich doch einfach weiter ungestört meine Arbeit tun. Die Zeit, in der wir leben, die stellt ganz bestimmte Ansprüche. Auch an mich! Die Erwartungshaltung ... Sie verstehen?« –

»Wo kann man hier denn den Kaffee bekommen?« – eine Fragestellung, die mich augenblicklich aus meiner unkonzentrierten Konzentration reißt und aufblicken lässt. Der Mensch (ein Mann), der leicht vornübergebeugt und mit einem auffallend schwer beladenen Tablett (eines jener typischen eckigen, grauen Kantinen-Tabletts) in den Händen, plötzlich unmittelbar vor meinem Tisch steht, sieht mich mit einem Gesichtsausdruck an, der unfehlbar eine bereits aufgekommene Ungeduld zu erkennen gibt. Ich blicke meinen unerwarteten Besucher an – was jetzt *mein* Mienenspiel *ihm* zu erkennen gibt, das kann ich auf die Schnelle nicht erahnen – und reagiere nach Ablauf einiger Sekunden seinem Wunsch gemäß: »Dort drüben«. Per Fingerzeig und entsprechend begleitender Kopfdrehung weise ich auf den Bereich des Speisesaals, in dem irgendwann von irgendwem der blecherne Automat positioniert wurde, der sowohl für heißes Teewasser als auch für frisch gebrühten Kaffee zuständig ist. »Dort, hinter Ihnen, links in der Ecke, in der Nische – sehen Sie? –, dort können Sie sich selbst bedienen.«

Der Mensch, meiner groben Schätzung nach mag er wohl so um die vierzig bis fünfundvierzig Jahre alt sein, wendet sich mit dem Oberkörper, per Hüftdrehung und aus dem Stand heraus, in die von mir gewiesene Richtung – wobei sich mir das üppige Arrangement, waagerecht, auf seinem gut ausgelasteten Tablett weiterhin unnachgiebig präsentiert –, zögert kurz (was mich eigentlich noch abschließend die Frage stellen lassen will: »Und? Haben Sie ihn entdeckt?«) und macht sich dann wortlos und ohne jede

Neigung, in irgendeiner Weise auf mich und auf meine Hilfestellung zu reagieren, auf den Weg. (Die sicherheitshalber beabsichtigte Erkundigung seitens meiner, ob der Mensch denn nun den Automaten entdeckt hat oder nicht, ließ die Situation somit leider nicht mehr zu.) – »Rund zwei Kubikmeter symmetrisch angeordnetes, hell lackiertes Blech ist ja auch aus dieser Entfernung kaum zu übersehen«, sage ich mir, um diesem Punkt endgültig zu einem Abschluss zu verhelfen.

Bevor ich mich weiter voll und ganz meinem Frühstück widme, genauer gesagt, der soeben von mir mit Butter bestrichenen Scheibe Graubrot, die vor mir, auf dem Teller liegend – der sich mittig auf dem grauen, eckigen Tablett behauptet –, geduldig auf eine entsprechende Schicht von dem gekochten Schinken wartet, sehe ich dem Fragesteller (der lautlos entschwindet, wie Oskar Wildes durch die nächtlich dunklen Flure von Schloss Canterville schlurfender Schlossgeist) noch für einen Moment hinterher. »Wenn dieser Mensch schon meint, mich wie anstandslos, ohne die geringste Andeutung eines Morgengrußes übergangslos in dieser Form ansprechen zu müssen«, sinniere ich, »dann hätte er sich jetzt aber zumindest für eine klitzekleine Geste des Dankes entscheiden können. So viel Zeit hätte er für mich eigentlich erübrigen müssen, nachdem ich ihm immerhin geholfen habe, sein lästiges frühmorgendliches Problem zu lösen.

Ein entsprechendes Kopfnicken hätte in dem Fall zur Not vollkommen ausgereicht.« Aber gut, gut, was soll's, mit seiner Verhaltensweise bildet jener Zeitgenosse, der in einem kontrastreichen Adidas-Outfit (ein tiefschwarzer Trainingsanzug, dessen röhrenförmige, elastischen Hosenbeinenden von schneeweißen Turnschuhen abgelöst werden) zügig in Richtung der vor dem Automaten anstehenden Warteschlange dackelt (was zumindest meine zurückgestellte Frage, ob er den Automaten geortet hat, nun doch noch vollends beantwortet), absolut keine Ausnahme. Soviel ist sicher.

Nein, als Ausnahmefall ist der Mann, der sich mittlerweile als das absolute Ende der vor der höchst praktischen Automaten-Apparatur wartenden Menschenreihe zeigt – aus der jeder Einzelne von ihr demnächst nun endlich, per Auswahl mittels Knopfdruck, die ersehnte Ration Heißwasser oder gefilterten Kaffee zapfen möchte –, in diesem Terrain tatsächlich nicht zu bezeichnen. Und nicht nur, was sein Benehmen angeht, kann man das so sagen, und ich denke jetzt vorrangig an die recht oberflächliche Art, mit der er mir in dieser Morgenstunde begegnete. Auch was seine Bekleidung betrifft, fügt er sich, mit kaum wahrnehmbaren Unterschieden, absolut in das Gesamtbild, das die im Saale Anwesenden offenbaren: De facto ist nahezu jeder – jeder! – hier konsequent von Adidas, Nike oder Puma ausgerüstet.

Das wie auch immer angezeigte kurze Grüßen seines Gegenüber – um eine weitere Auffälligkeit zu benennen, an die unter der Überschrift »Auftreten in der Menge« erinnert werden darf –, das scheint innerhalb des Kreises der Kurgäste (richtig müsste es wahrscheinlich heißen Reha-Teilnehmer) auch nicht mehr unbedingt zu den Gepflogenheiten, ja zu dem Mindestangebot an Umgangsformen zu gehören. Das habe ich hier im Verlaufe meines bisherigen Aufenthalts zur Genüge zur Kenntnis nehmen müssen. Jedenfalls ist die Zahl derer, die sich mit diesem, aus meiner Sicht überaus seltsamen Gebaren der Unterlassung – nämlich das stille und entschlossene Verweigern einer jeglichen Begrüßungsform – begegnen mögen, nicht unbeträchtlich.

»Aber auch das ist erklärlich«, versuche ich mich wieder milde zu stimmen und meine innere Gelassenheit zum

Verbleib zu überreden. »Ja, nachzuvollziehen, zumindest bedingt, denn immerhin handelt es sich hier ausnahmslos um Patienten, um Menschen, die zurzeit mit einem gewissen Leiden bedacht sind; um recht bedauernswerte Seelen sozusagen, die gegenwärtig mit mehr oder weniger starken Schmerzen konfrontiert werden. – Da mag der eine oder andere von ihnen die eine oder andere Freundlichkeit vordergründig überwiegend als zweitrangig ansehen, beziehungsweise aus der Situation heraus unterdrücken, was, so gesehen, dann ganz sicher längst nicht immer aus einer unfreundlichen Absicht heraus geschieht.« So meine mich beschwichtigenden – weil um mich besorgten – Gedanken.

Und vielleicht, vielleicht ist es auch nur die noch frühe Stunde des Morgens, die mich zum überaus empfindlichen Kritiker meiner momentanen Umgebung erklärt, zum sensiblen, ja leicht mürrischen Muffel – nennen wir es ruhig beim Namen –, der einfach »nicht zu genießen« ist, bevor er seinen ersten Kaffee des Tages in aller Ruhe und Besinnlichkeit genossen hat. Ja, die Androhung einer ganz gewissen Griesgrämigkeit zu dieser Stunde, die mag da durchaus in der Luft liegen. Auch das ist eben nicht von der Hand zu weisen und sollte bei meinen Einschätzungen ausreichend Berücksichtigung finden, und sich hiervon abweichende Gedanken zu machen, ist vermutlich so überflüssig, wie die Installation eines Fahrstuhls in einem Bungalow. –

»Dessen aber völlig ungeachtet«, wenden sich meine offensichtlich stellenweise noch immer leicht irritierten Gedanken an mich, die scheinbar einfach nicht locker lassen können oder wollen, »dessen aber völlig ungeachtet, können wir es uns allerdings nicht erklären, weshalb, was die hier ganz offensichtlich favorisierte Garderobe betrifft, unbedingt – unbedingt! – zielsicher stets dahin gehend gewählt wird, dass sie diese Menschen insgesamt alle erschreckend gleich aussehen lässt.«

Das bringt mir doch gleich Mao Zedong in Erinnerung, der es fertigbrachte, wie uns die Geschichte wissen lässt, im Jahre 1949, in seiner Eigenschaft als Vorsitzender der Kommunistischen Partei Chinas, rund 600 Millionen Chinesen in blaue Overalls zu stecken. Und im engen Zusammenhang damit muss ich natürlich in einem Zuge an den »Mao-Anzug« denken – auch »Chinesische Zwangsjacke« genannt, der eine oder andere von uns wird sich daran erinnern –, der in diesen Breitengraden, ebenfalls als Einheitstracht und in einer absolut gigantisch hohen Auflage, im gleichen Sinne konsequent der politisch orientierten Gleichschaltung diente. ... Es ist übrigens durchaus in Betracht zu ziehen, dass der gute Mao zurzeit intensiv damit beschäftigt ist, die himmlischen Heerscharen (oder hält er sich in der Hölle auf?) nebst Erzengel Michael zu uniformieren, sofern – ja –, sofern das nicht bereits geschehen sein sollte.

Den irgendwo in mir jetzt ganz automatisch kurz aufflackernden Gedanken aber – und weshalb sollte ich nicht auch den öffentlich und frei bekennen? –, dass es sich hier, was natürlich mehr als nur ein spektakulärer Zufall wäre, möglicherweise um die eng und innig versammelte Anhängerschaft einer neo-kommunistisch orientierten Mao-Zedong-Gedenk-Bewegung handeln könnte, um eine politische Bewegung also, die ohne viel Federlesen nun dieses Zentrum der Rehabilitation für den passenden Ort zur Abhaltung eines informativen Kongresses hält (frei und flink nach dem Motto: »Und jetzt schlagen wir mal gleich zwei Fliegen mit einer Klappe!« [sprich: Reha nebst Event]), den Gedanken verwerfe ich allerdings unverzüglich, beziehungsweise stelle ihn vorerst an das absolute Ende der langen Warteschlange an unmöglichen Möglichkeiten. Sie, diese Erwägung, und sei sie noch so absurd, lässt sich ja jederzeit erneut aufgreifen.

Nein wirklich, wo und wann ich mich hier auch umschaue, so weit das Auge reicht, überall und stets und ständig das gleiche Erscheinungsbild: Adidas, Nike und Puma; Trainings- und Jogginganzüge (der gute alte Ballonseidene ist vereinzelt ebenfalls noch unübersehbar vertreten) und Schuhe in einer Blau- oder Schwarzfärbung. Das sportliche Schuhzeug allerdings auch manchmal in einem putzmunteren, strahlenden Zahnpasta-Weiß gehalten.

Ob nun jung oder alt und völlig unabhängig von Gewicht und Größe der leidenden Körper: Herren und Damen jeglicher Herkunft tragen entweder die allseits bekannten drei Striche, den Swoosh (das schlank rundliche, hakenförmige Symbol des Sportartikel-Herstellers Nike) oder den springenden Puma an Brust, Rücken, Bein oder Fuß, tragen diese wulstig oder zart geprägten, gezeichneten, eingefärbten oder aufgenähten Markenzeichen in dezenter bis hin zu radikal auffälliger Größe. Trademarks, denen es immer wieder mühelos gelingt, sich zwar lautlos schleichend, aber dafür unaufhaltsam mit in den Vordergrund des Geschehens zu stellen. »Und all das«, frage ich mich, »diese Kostümierung und Uniformierung – diese Gleichmacherei –, all das geschieht tatsächlich freiwillig? Oder ... oder sollte hier eventuell der Begriff ›freiwillig‹ neu definiert werden?«

Während ich, nicht ohne Bedacht, gleich nachdem ich mir mit der Gabel eine Scheibe von dem gekochten Schinken auf dem Brot zurechtgelegt habe, das goldfarbene Stanniolpapier (in dem die zuvor von mir benutzte, kleine Portion Butter, flach und quaderförmig formiert, gehüllt war) zusammenfalte und erneut bemüht bin, dabei möglichst keine fettigen Finger zu bekommen, was erfahrungsgemäß so gut wie unmöglich ist, blicke ich noch einmal zu dem besagten Automaten hinüber: Dort stehen immer noch mehrere Leute in seiner unmittelbaren Nähe, deren Motivation, sich genau dort aufzuhalten, erahnbar ist.

Einige von den dort Stehenden sind lediglich mit einem jener eierschalenfarbenen Becher aus dickwandigem Porzellan ausgerüstet, in dem sich vermutlich ein weiterer, zweiter oder dritter Frühstückskaffee geholt werden soll. Andere wiederum halten ein frisch beladenes, und von daher möglichst waagerecht austariertes, Tablett in beiden Händen, auf denen unter anderem auch ein solcher Becher – der Logik folgend höchstwahrscheinlich ebenfalls vollkommen leer – geduldig darauf wartet, endlich gemäß seiner frühmorgendlichen Bestimmung eingesetzt zu werden. Aber die Gesamtheit der dort wartenden Menschen bildet längst nicht mehr das, was man mit Fug und Recht Schlange nennen könnte. Und ... und soweit ich es erkennen kann, befindet sich mein flüchtiger Besucher ebenfalls nicht mehr unter ihnen.

Der stumme Nachbar

Aufgrund meiner jüngst gemachten Erfahrung, komme ich nun nicht mehr umhin, jetzt unwillkürlich an den Kurgast (Reha-Teilnehmer) zu denken, der sich vorgestern zu mir an den Tisch setzte. Es geschah ebenfalls innerhalb der Zeit, in der die Kantine die erste Mahlzeit des Tages, das Frühstück, ausgibt und ebenfalls genau hier, hier, an diesem – ich nenne ihn »meinen« – Zweiertisch. Den Tisch, den ich mir nach Möglichkeit stets ganz bewusst aussuche, weil er deutlich abseits des allgemeinen Geschehens steht und somit, aus sicherlich nachvollziehbaren Gründen, spürbar mehr Ruhe zulässt, als es für gewöhnlich die mitten im Saale, kreuz und quer verteilten Vierer-, Sechser- und Achtertische können. Mit anderen Worten und wieder in Bildern gesprochen: »Ich sitze dann eben nicht in der Mitte der allerersten Reihe des Parketts und somit unmittelbar vor dem Orchestergraben.«

Jener Gast stand gleichermaßen urplötzlich vor mir, hielt gleichfalls ein rechteckiges Tablett horizontal in seinen Händen und konnte sich ebenfalls keinen Gruß abringen. Stumm wie ein Fisch im Wasser stellte er entschlossen seine Tragehilfe mir gegenüber auf den Tisch, zog – was ein unangenehm scharrendes, langgezogenes Geräusch verursachte – den vor ihm befindlichen, mit der Rückenlehne bis eng an die Kante des Tisches gestellten Stuhl über den Boden zu sich heran, begab sich zwischen Tischkante und Sitzfläche des Stuhls, ging, leicht gesenkten Hauptes und mit einem in die Leere stierenden Blick, etwas weiter als nur angedeutet in die Knie, zog zeitgleich, und natürlich wieder mit einem anhaltenden Scharren, das Sitzmöbel unterhalb seines Hinterns bis dicht an seine Kniekehlen heran und nahm nach dieser Verfahrensweise dann den von ihm gewählten Platz schlussendlich ein. Und da saß sie nun, die mich in dieser Form in Erstaunen versetzende Person, von der ich nichts wusste, außer dass ihr in Sachen »perfektes Ignorieren« vermutlich kaum jemand so schnell das Wasser reichen kann.

Ein irgendwie ... sozusagen auf mich fahrig wirkendes, real kaum wahrnehmbares In-meine-Richtung-und-sofort-wieder-Wegschauen war eine einzige, übergangslose Handlung jenes Menschen. Mein Gegenüber (in einer dicken, schwarzen Adidas-Uniform) griff sich sofort Messer, Gabel und Löffel vom Tablett und begann postwendend, und ohne auch nur ein einziges Wort an mich zu richten, mit sorgsam gedämpfter Hingebung mit dem Besteck, inmitten seiner mit Brot, Brötchen, Wurst, Käse, Marmelade und Kompott reichlich gefüllten Ansammlung an Tellern und Schälchen, im Wechsel – nach welchen seiner nur wenige Sekunden andauernden Überlegungen auch immer er die Abfolge dann letztlich entschieden hat? – herumzuexperimentieren, was zu gleichen Teilen zielbewusst und orientierungslos wirkte. Herumexperimentieren – die Wortwahl trifft es tatsächlich.

»Leidende Patienten hin, leidende Patienten her ... Nein, und dennoch: irgendwie, irgendwie peinlich«, so meine Entscheidung, der ich gerade diese zwei Tage alte Erfahrung notgedrungen ein wenig wiederbelebe. »Ja, peinlich. Nicht nur unzivilisiert, gewissermaßen sogar auf eine unangenehme Weise beschämend, diese Nichtbeachtung einer guten alten Sitte.« Zwar kann man keinen Anstand verlangen, kann ihn weder fordern noch erzwingen, den guten Ton, das nicht, man darf es aber doch immerhin zumindest erwarten, das Minimum an Höflichkeit. Oder?

Das Fünkchen Anstand dürften sich selbst die Menschen abringen können, die auf dem Wege der Besserung vorerst intensiv mit sich selbst beschäftigt sind, jene Kranken eben, die es doch immerhin, mit einem voll beladenen Tablett, bis hierher an den Tisch dieser Kantine schaffen können.(Anbei: Klar, ob sich derartige Weltenbürger, solche ignoranten Kaffeeholer und dreisten Stuhlheranzieher in anderer Umgebung und Situation üblicherweise ganz anders zeigen als in diesem Umfeld, darüber könnte man natürlich lange mutmaßen, könnte von dem Resultat jener Gedanken dann auch möglicherweise, im Großen und Ganzen gesehen, unerwartet überrascht sein.)

So gut es mir mittels des zwar dünnen, dennoch aber viel zu steifen und absolut trockenen (Letzteres ist wiederum völlig normal) Stück Zellstoffs namens Serviette überhaupt möglich ist, befreie ich mit diesem Produkt (das den Namen Serviette erst recht dann nicht verdient, wenn man es tatsächlich gemäß seiner ursprünglichen Bestimmung, nämlich als Mundtuch, benutzen will) die Fingerspitzen meiner rechten Hand von dem hauchdünnen, transparent gelblich glänzenden Film an Butterresten – das Zusammenfalten des goldenen Stanniolpapiers war mir, wie zu erahnen, in der von mir beabsichtigten Weise auch diesmal leider nicht gelungen – und lasse das nunmehr an einigen Stellen fettige Papier unterster Qualitätsstufe zerknüllt in dem kleinen, offenen Tischmülleimer aus weißem Plastik verschwinden, in dem ich zuvor – zugegeben, mit einem Anflug an vorübergehender Resignation – die für mich kalkulierbar unkalkulierbare, ebenso fettige Butterverpackung warf; und ja, eine derartige Handlung in solchen frühmorgendlichen Frühstückssituationen immer erahnend, versorge ich mich frecherweise stets mit mehreren (heute sind es zwei) dieser weißen Zellstoff-Erscheinungen, die mir, wie jedem anderen Besucher der Kantine, neben den Tabletts, Tellern, Tassen, Gläsern und Bestecken, gleich im Eingangsbereich der Kantine zur nahezu grenzenlos freien Verfügung gestellt werden.

»Das Leben in einer Reha Klinik, das ist eben auch in dieser Beziehung ein ganz besonderes«, höre ich mich, in Erinnerung an diese meine Erfahrungen zwischenmenschlicher Kommunikation, argumentieren. »Und so gesehen, in mancherlei Hinsicht auch ziemlich gleichzusetzen mit einem dieser manchmal leider unumgänglichen Krankenhausaufenthalte, die einerseits doch auch nur herzlich wenig mit dem gewohnten Trott gemeinsam haben, und andererseits nicht selten, und zwar so ganz nebenbei, für eine gewisse Situationskomik Sorge tragen.« –

»Ja, das stimmt wohl«, tröste ich mich abschließend. »Hier wie dort ist eben alles ein ganz klein wenig anders und genau das gilt es jetzt, allem Anschein nach, gefälligst durch mich ausreichend zu berücksichtigen. So betrachtet ist nichts mehr auffällig, also erweisen sich auch diese Erfahrungs-Puzzle als passgenau zum Rest des Bildes.«

Und nein, nein, über den damals recht auffallend couragierten Volksvertreter Mao Zedong, der – nur mal so nebenbei – an der besagten Reha-Adidas-Nice-Puma-Uniformierung ganz zweifellos seine helle Freude gehabt hätte, möchte ich zu dieser frühen Stunde möglichst auch nicht mehr weiter nachdenken müssen.

Watschelnde Gänsevögel

Momentan vermag ich nicht eingehend zu deuten, woran meine Seele an diesem Morgen mehr Gefallen findet: an der freien Aussicht, an dem Blick hinaus aus dem großen Panoramafenster und somit auf die Pracht der großzügig angelegten, parkähnlichen Gartenanlage, die sich mir in dem klaren Licht der Frühjahrssonne höchst anmutig von einer ihrer besten Seiten zeigt, oder an dem herrlichen, anregenden Duft des tiefschwarzen Kaffees in meinem Becher, der sich netterweise so benimmt, als würde er allein nur deshalb existieren wollen, um – mir heimlich in die Nase steigend – meinen Geruchssinn in seinen Bann zu ziehen. Vermutlich gehört beides zusammen, ergänzt sich hervorragend, sollte in diesen willkommenen Minuten weder getrennt betrachtet noch geteilt genossen werden. Womöglich verhält es sich so.

Dort, dort, etwas weiter hinten: Einige Enten watscheln über den Rasen! In der für diese Tiere so typischen Art – bei jedem ihrer kurzen Schritte für einen Moment das gesamte Körpergewicht, träge zwar, aber betont, stets auf nur ein Bein zu verlagern, was natürlich im Wechsel geschieht und für mich immer irgendwie unbeholfen, ja lethargisch aussieht –, bewegen sie sich, dementsprechend nach links wie nach rechts gemächlich schaukelnd, vorwärts.

In einiger Entfernung, aber immerhin noch auf dem Gelände der Klinik, gibt es einen kleinen See. Das Gewässer ist von meinem Platz aus nicht sichtbar, und es befindet sich, wie somit angedeutet, auch ganz und gar nicht in unmittelbarer Nähe dieses Teils der Anlage. Letzteres, die Abwesenheit von Wasser – hier, fernab des Sees und auf dem Rasen –, verleiht der Anwesenheit der Tiere etwas Kurioses, wie ich meine. Und dieser, von mir sicherlich ein Stück weit übertriebene, mindestens über zwei Ecken hervor gezogene Gedanke an Groteskes, Befremdendes, der kommt mir verlässlich immer wieder dann in den Sinn, wenn ich jene Kreaturen außerhalb der Wassernähe beobachte: Tiere, aus der Familie der Entenvögel, ohne Quelle, Bach oder See, erachte ich allemal als ebenso absonderlich wie ein kleines Schiff, ein Boot, das sich, über den Kies des Strandes auf das Land gezogen, ohne dieses feuchte Element dem Tage zeigen muss.

Die Enten, zwei von ihnen kann ich von meinem Tisch aus jetzt gut ausmachen, halten sich offensichtlich besonders gerne an den Stellen auf, wo die Rasenfläche kontrolliert mündet und die alleinige Herrschaft des Gehwegs beginnt (was natürlich durchaus auch andersherum gesehen werden darf). Eine irgendwann einmal von den Gärtnern vorgegebene, mehrfach in unterschiedlich weiten Bögen geschwungene Linie – eine Rasenkante aus hartgebrannten, roten Ziegelsteinen, hochkant und dicht an dicht der Länge nach der Strecke folgend, bis auf einige Zentimeter eingegraben –, die ringsum die grüne Fläche der Anlage zeichnet, beziehungsweise desgleichen die diesseitigen Konturen des angrenzenden Gehwegs vorgibt.

Was nun diese momentane Verhaltensweise der Enten im Allgemeinen betrifft, so wäre hierzu vielleicht noch Folgendes anzumerken: Da der Anteil der sich im Garten aufhaltenden Patienten, die sich spontan für eine kurze Fütterung der Vögel entscheiden, und einige dieser Spender finden sich erfreulicherweise da über kurz oder lang immer, das durchweg brav von dem Gehweg aus erledigen, was sich aus vielerlei Gründen ja auch anbietet, sind jene tierischen Grenzgänge – zwischen Wiese und Trampelpfad – alles andere als ein unerklärbares Phänomen.

Gut vier Fünftel dieser Gartenanlage wird weiträumig und vollständig von den Gebäuden der Klinik eingegrenzt, genauer gesagt, sowohl von nahtlos aneinandergereihten beziehungsweise fest miteinander verbundenen Bauwerken aus dem ersten Viertel des 20. Jahrhunderts sowie von Bauwerken aus jüngst vergangener Zeit – die in ihrer Gesamtheit all das beherbergen, was so ein Klinikzentrum ausmacht –, als auch von den irgendwann nachträglich ebenerdig erstellten Verbindungsgängen, ähnlich einer länglich gezogenen Wandelhalle (die jene Baulichkeiten möglichst dienlich miteinander verbinden) mit durchgehend beidseitigen, relativ großflächigen Glasfronten, die sowohl die Patienten und deren Besucher als auch das Personal, vom Wetter ganz und gar unabhängig von einem Haus in das andere gelangen lassen.

Eine gelungene Konstellation, dieser Zusammenschluss, wie ich finde. Eine überlegte Zusammenstellung, die das Alte mit dem Neuen zu verbinden, sinnvoll zu ergänzen versteht. Ein Komposition, der es obendrein hier und dort sogar gelingt, das rein Praktische mit dem Sinnlichen zu vereinen. Letzteres Prädikat verdient meiner Meinung nach diese Verbrüderung der einzelnen Baulichkeiten durchaus, wenn man bedenkt, dass sich hier, bescheiden, heimlich still und leise immerhin der Anfang des 20. Jahrhunderts seinem Ende nützlich die Hand reichen darf.

Wohl wahr, eine geglückte Handreichung ... Und das lasse ich zumindest für diesen Teil des Klinikums gelten, der auch für die kommenden zweieinhalb Wochen – eine halbe Woche liegt bereits hinter mir – zu einem hohen Anteil die von mir zu beschreitende Welt abgrenzen und somit bestimmen wird. Letzteres ist der Fall, da sich sowohl das mir zugeteilte Zimmer und ein Großteil der Räume, in denen die mir zugedachten Anwendungen stattfinden, als auch die Kantine, in der ich gerade aus dem Fenster blickend meinen Morgenkaffee genieße, in den genannten Gebäudekomplexen befinden.

Es kommt mir vor, als ob mir die Gebäude ... oder, nein, nein, es kommt mir nicht nur so vor, nein, es verhält sich tatsächlich so, dass mir die Gebäude, die sich jetzt in aller Ruhe von mir von meinem Platz aus betrachten lassen, dass sie – ja –, dass sie auch zu mir herüberschauen, dass sie beabsichtigen, mir das eine oder andere aus ihrer Zeit gelassen zu erzählen, dass sie zaghaft berichten möchten, was sie im Verlaufe der Jahre und Jahrzehnte so alles beobachtet und miterlebt haben. Dass Bauwerke dieser Art erzählen können – und dass sie es auch wollen! –, das ist mir alles andere als neu.

»... dass sie es auch wollen!« Wie mir scheint, trifft das hier im Moment im Besonderen auf die Gemäuer zu, die ihre Formgebung dem Jugendstil verdanken ... Stille ... Eine schwebende Ewigkeit, bestehend aus vorüberziehenden Sekunden, höre ich ihnen aufmerksam zu. Und dort, etwas zurückliegend: Skizzenhaft ruhen ihre betagten Fronten im warmen Gold des Sonnenlichts. Die Situation gewährt es ihnen, dass sie es vorübergehend frei von jeglichen Schatten tun dürfen ...

Aufgrund der Gegebenheit, dass ich bislang die bauliche Gestaltung der restlichen Klinikgebäude nur am Rande, im sogenannten Vorbeigehen und somit nicht nennenswert, realisieren konnte, vermag ich nun ihren diesbezüglichen Stellenwert – den sie naturgemäß allein für mich haben – allerhöchstens vage zu vermuten, keineswegs aber schlüssig zu beurteilen. »Allerdings«, sage ich mir, »was nicht ist, das kann ja noch werden. Erklärt außer Acht lassen will und werde ich sie gewiss nicht.«

Mein Blick wandert jetzt wieder über das Grün der Anlage, fordert mich auf seine Weise auf, vorerst die Schar der
dort durcheinander laufenden Enten zählend zu erfassen.
Vergeblich. Es bleibt bei einigen wenigen Versuchen. Es
erweist sich, dass mir für ein solches, rasch wechselndes
Ineinander momentan ein erheblicher Teil der dazu erforderlichen Konzentration fehlt. Wiederholt treten von hier
und von dort und dort mehr oder weniger gute Gründe
für eine Ablenkung in den Vordergrund, was allerdings
reserviert und keinesfalls mir unerwünscht geschieht.

Zwar entwachsen jene Zerstreuungen letzten Endes
schlichten Beobachtungen wie Beachtungen meinerseits,
bewusst wie unbewusst, und man könnte meinen, dass ich
es dirigieren könnte, dennoch aber gelingt es ihnen spielerisch, ein jegliches Entenzählen vorerst für zweitrangig zu
erklären und ... Und ja, auch an dieser Stelle ist eben das
Unbewusste der Chefdirigent. Das sollte man berücksichtigen.

Die Bänke dort ... In regelmäßigen Abständen trifft der
auf dem Gehweg schlendernde Spaziergänger auf einige
Parkbänke. Sitzgelegenheiten, die ihn, wie ich vermute,
nicht zuletzt auch mahnend daran erinnern sollen, dass
er – immerhin doch ein geschwächter Patient! – eingedenk
seiner frisch operierten Knochen (in der Regel handelt es
sich um routinierte chirurgische Eingriffe an Wirbelsäu-
len, Beckenknochen oder Kniegelenken), gefälligst ab
und zu eine Rast in Betracht zu ziehen hat, sich also bitte
nicht – so frei nach dem Motto: »Ich bin schon wieder
ganz der Alte!« – mittels voreiligem Übermut per viel zu
langem Herummarschieren überfordern sollte. Ein zwar
versteckter, dennoch aber plausibler, sinnvoller Hinweis.

Einige dieser Bänke sind mittig der Rückenlehne mit
kleinen Schildern versehen. »Hier bitte nicht rauchen!«,
so steht es dort offenkundig hervorgehoben mittels

deutlich in Aluminium geprägten, schwarz ausgemalten Lettern. (Zwar kann ich von meinem Platz aus jene Hinweisschildchen nicht ausmachen, natürlich nicht, sie sind mir aber von meinen Rundgängen her hinlänglich bekannt.) Die übrigen Bänke hingegen befinden sich jeweils in der Gesellschaft eines stählernen, knapp einen halben Meter hohen, zylinderförmigen Papierkorbs, wie man ihn des Öfteren auf Spielplätzen, in Vergnügungsparks und an Waldwegen antrifft (eine dickwandige Röhre von vielleicht 30 Zentimetern Durchmesser, mit einem breiten, hohen, sich zwangsweise dem Radius des Rohres anpassenden Einwurfschlitz in der Seite, der diese Einrichtung definitiv als Abfallbehälter kennzeichnet), dessen oberer, ebenfalls runder Deckelteil hier aber praktischerweise, nämlich dem Sinne gemäß, aus einem Aschenbecher aus stabilem Edelstahl besteht, der bis knapp unterhalb der vielleicht 10 Zentimeter hohen Kante mit feinem Sand gefüllt ist. Und jene Stätten ...

Und jene Stätten der sitzenden Erholungsmöglichkeit hingegen – also, die mit dem Aschenbecherpapierkorb an ihrer Seite –, sind mittig der Rückenlehne nun *nicht* etwa mit einer deutlich geprägten Aufforderung »Hier bitte rauchen!« bestückt; nein, der gemeine Kurgast, sofern er denn zu den qualmenden zählt, erkennt und ergreift die sich ihm bietende Möglichkeit absolut selbstständig, was unmissverständlich die exorbitante Anzahl an Zigarettenkippen beweist, deren in den Sand gesteckte Stummel, mit oder ohne Filter, dieserart abgewürgt senkrecht gen Himmel weisen.

Bei der Gelegenheit (wo doch gerade das Rauchen im Gespräch ist): Und ja, in weiser Voraussicht, beziehungsweise in Anbetracht der nicht zu übersehenden Gegebenheit, dass auch innerhalb dieser leidenden Gemeinschaft die Raucher unter ihnen oft und gerne selbst bei Nebel, Hagel,

Regen und Gewitter mit nur wenigen Ausnahmen ihrer Lust ungetrübt nachgehen möchten, hat die aufmerksame Klinikleitung zusätzlich einen kleinen runden Pavillon in die Landschaft gestellt – ein Raucherdomizil, wenn man so sagen will –, in dem jederzeit und nahezu vom Wetter unabhängig nach Herzenslust, Laune und Bedarf genau das getan werden kann, was überall innerhalb des Gebäudetrakts strengstens untersagt ist. (Im Gegensatz zu den kleinen Hinweisschildchen gibt sich mir der Raucherpavillon von meinem Platz aus problemlos zu erkennen. Abgesehen davon, ist auch er mir natürlich von meinen Spaziergängen her bereits bestens bekannt.)

So wie es aussieht, ist der Pavillon augenblicklich ganz gut besetzt ... Doch, ist er. Die unteren Kanten seiner Seitenwandelemente reichen nicht bis ganz an den Boden heran, und auch die oberen haben noch einen gewissen Abstand bis zu seiner Dachkonstruktion. Unten, ergo, zwischen Wandunterkante und dem Erdboden, zeigen sich rundum diverse, in Turnschuhen steckende Füße – dazwischen ein Wirrwarr von Krücken und anderweitigen Gehhilfe-Utensilien, von denen allein die unteren Enden ins Bild rücken können – und oben, zwischen Wandoberkante und dem Dach, die Häupter der Personen, die all das mit sich führen und irgendwie in ihrer Benutzung haben. Männliche wie weibliche Köpfe, deren Münder bläulich graue Rauchwolken in die Atmosphäre entsenden, was manchmal zeitgleich, manchmal im Wechsel, in jedem Falle stets in alle Richtungen geschieht. – »Ertappt!«, rufe ich mir gedanklich zu, während ich mich jetzt auf das Halbieren eines Brötchens konzentriere. »Ertappt!«

»Ja, wieder einmal bist Du ertappt! Meine Güte – einfach nur lächerlich –, es ist doch ganz offensichtlich, worauf all Deine Gedanken abzielen! Es ist bestimmt nicht korrekt, so abwertend über seine Nächsten zu urteilen. Und nichts anderes, mein Lieber, nichts anderes als ein Dich diskreditierendes Zeugnis ist es letztendlich, wenn Du«, so mein an mich immer lauter appellierendes Gewissen, »dergestalt über diese Menschen nachsinnst.« … »Aber ich kann«, so mein Ego sich rechtfertigend, »aber ich kann es nun einmal auch nicht reinen Gewissens leugnen, dass mir diese improvisiert unter einem Dach hockende, eng aneinander gerückte Interessengemeinschaft, für andere Gedanken – und wesentlich von diesen abweichende –, als die von meiner diesbezüglichen Empfindung provozierten, kaum einen erwähnenswerten Handlungsspielraum bietet. Und ja, also … Aber gut, gut. In Ordnung. Was soll`s. Meinetwegen. Vielleicht sollte ich meinen Fehler zugeben, also, ihn nicht ohne eine aufrichtige Beschämung erkennen und zugeben. ›Asche auf mein Haupt‹.«

Und dort nun, dort, am Rande der Rasenfläche, wo der Gehweg die weitere Ausdehnung des Rasens unterbricht, wo das Grün des Grases sich entweder mit dem Rot der gebrannten Pflastersteine oder dem Ockergelb des festgetretenen Sandes arrangieren muss (umgekehrt wird natürlich ebenso ein stilles Zurechtkommen vorausgesetzt), dort, wo sich bisweilen Futterspender einfinden, dort: Jetzt sind es vier – nein, nein, fünf Enten sind es, die ich von meinem Platz aus problemlos ausmachen kann. In unregelmäßigen Abständen funkelt ihr Gefieder – besonders das ihrer bei jedem Schritt nickenden Köpfe – kurz in der Sonne auf, sendet kräftige, smaragdgrüne Farbnuancen, die, gleich bescheidenen Blitzen, nahezu unmerklich in alle Richtungen stieben, bevor sie sich im Zauber des Nichts auflösen.

Und so watscheln diese artigen Tiere, ein jedes für sich, im Miteinander, unverzagt ihren höchstpersönlichen – wie ich es auch für diese Individuen annehme oder zumindest erhoffe – und spontan gesteckten Zielen entgegen.

Trachtenmode

Wie auch immer dem sei (im Hinblick auf meine leicht ironischen Betrachtungen, bei deren Ausübung ich mich leider immer wieder ertappt fühlen muss), ich kann und will es ja gar nicht abstreiten, dass ich mich solchen, wie diesen meinen soeben offenbarten, spöttischen Gedanken des Öfteren hingebe. Und nein, keinesfalls immer absolut ungern lasse ich ihnen freien Lauf. Auch das nicht, wenn ich ehrlich bin – und das vornehmlich in Situationen, in denen ich auf Menschen stoße, auf meine *Gegenüber*, wenn man so will, deren auffallend beschämende Gewohnheiten ich einerseits beim besten Willen ganz und gar nicht zu teilen vermag – und deren mir unangenehmen Allüren ich andererseits gesamtheitlich nicht erfolgreich aus dem Wege gehen kann. So und nicht anders verhält es sich, was mich betrifft.

Nun sollte bitte niemand von mir annehmen, dass sich diese meine Gewohnheit etwa allein auf Heilanstalten beschränkt. Nein, und ich gehe selbstverständlich davon aus, dass das auch hinlänglich verstanden wird. Es würde allerdings aber auch absolut keinen Sinn ergeben, wenn ich mich dahingehend bemühen würde, ausgerechnet nun solche Institutionen von meinem Empfinden ganzheitlich auszuklammern. Oder? – »Das mag wohl sein. Du könntest es allerdings zumindest einmal in Erwägung ziehen«, schlägt mir mein inneres Abwägen, wieder nicht ohne einen – diesmal an mich selbst gerichteten – leichten Unterton an Ironie jetzt vor (die unversehens empor sprudelnde

Quelle namens Vernunft etwa, die ich längst auf meiner Seite wähnte?), »Du könntest zumindest einmal in Erwägung ziehen, dass Du, mein lieber Emil, deinen höchst eigenen *Senf* zu nichts und niemanden mehr dazugeben musst – und schon gar nicht unaufgefordert! –, du alter Querulant. Und? Wäre das nicht mal was Lebenskluges!«

Ob ich an diesen Stellen nun sonderlich absonderlich reagiere oder sogar verurteilungswürdig, und wenn ja, inwieweit das zuträfe, darüber möchte ich an diesem Morgen nicht noch tiefer nachdenken müssen. Nichtsdestotrotz – wie auch immer es sich letztendlich verhält –, ich kann mich des Kontingents an mich hier provozierenden Möglichkeiten jedenfalls nicht erwehren. Und genau darum dreht es sich momentan, nämlich um die Begegnungen, die sich mir auch hier, während meines seitens der Ärzteschaft verordneten Aufenthalts, als Botschafter einer kleinen, irgendwie recht speziellen – also eigentümlichen, für mich fast schon etwas zu feindseligen – Welt, immer mal wieder quer in den Weg stellen dürfen. Und genau das lege ich auf die Waagschale.

Und es ist wahrhaftig nicht allein die vollumfänglich übertriebene Präsenz von Turn- und Joggingtrachten, die dem Charakter einer monströsen Gleichschaltung beängstigend entgegen schwimmt – was immer jene Seelen auch dazu bewegen mag, sich freiwillig einen weiteren Schritt weit in Richtung Vernichtung von Individualität zu fügen? – und auch all die Nichtgrüßenden unter der als Dauersportler verkleideten Patienten-Kohorte, die sich mir ebenfalls als unausweichlich einzublenden verstehen, sind es nicht allein, und ebenso wenig erkenne ich die an Krücken dahin wandelnden Raucher als hauptverantwortlich, deren vorrangig erklärtes Ziel es immer wieder zu sein scheint, nur wenige Sekunden nach Beendigung der Nahrungsaufnahme – egal, ob es sich um die am Morgen, um die zur Mittagszeit oder die am Abend handelt –, koste es was es wolle, sich annähernd hektisch und scharrenden Stuhles vom Tisch zu erheben, wortlos und hastig aus dem Saale zu hinken, um entweder flugs eine der noch unbesetzten Raucherbänke zu entern oder sich alternativ, in dem besagten Pavillon, irgendwie zwischen die Menschen zu quetschen, die dort bereits einen der hochgeschätzten Stehplätze ergattern konnten.

All das trifft es nicht, wird meinen jetzigen Gedanken nicht gerecht. Nein. Hier ist es die rein zufällige wie beabsichtigte Bündelung von vielen, vielen kleinen und größeren bis ganz großen Gegebenheiten – zu denen das soeben Angeführte allerdings signifikant mit dazugehört! –, die auch dieses Territorium für mich leider zu einem abgesonderten, ja manchmal verdrießlich stimmenden Teil der Welt machen. Aber, wie gesagt, nicht allein in dieser noch in allen anderen Kliniken kollidiert mein höchst subjektives Empfinden mit dem der Ignoranten. Auch auf unserer gesamten übrigen Welt scheint es von den Vertretern dieser Spezies nur so zu wimmeln. Hier, wie in ähnlichen Institutionen, geben sie sich eben auch nur ein Stelldichein, sorgen dafür, dass sie weder übersehen werden noch in Vergessenheit geraten.

Wobei ich mir selbstverständlich im Klaren darüber bin – und fairerweise erhebe ich gegen niemanden einen Einspruch, der darauf ebenfalls hochgradig betont hinweist! –, dass ich selber den allergrößten Teil dazu beitrage, dass es sich in meinem leider nicht ganz so unkomplizierten Innen so entfaltet, wie es sich entfaltet. Ja, doch (sowohl indirekt als auch direkt wies ich bereits mehrfach darauf hin), ich höchstpersönlich trage zweifellos mit meiner pathologischen Eigenart dazu bei, dass sich meine Anwesenheit auch hier langsam, aber unaufhaltsam für mich zu einer merklichen Last entwickelt. Hierzu ein Beispiel. Ein Beispiel, das etwas zu weit hergeholt scheint, vielleicht. Ein

Beispiel, das auf Anhieb zu dem bisher Gesagten nicht unbedingt zu passen scheint – der aufmerksame Leser meiner Gedanken wird es vermutlich sofort bemerken –, eins, das ich aber dessen ungeachtet für recht geeignet erachte, um meine Selbstanklage zu unterstreichen:

Ich lebe in einer Kleinstadt, und als Autor wurde ich seitens der Vertretung des hiesigen Kulturvereins unlängst wiederholt gefragt, ob ich denn nicht einmal interessiert daran sei, eines meiner Bücher im Rahmen einer Lesung vorzustellen (Kleinstadt sei in dem Zusammenhang betont, weil nach meinen Erfahrungen die dortigen Kulturvereine mit einer besonderen Charakteristik aufwarten). Naturgemäß bin ich zweifellos daran interessiert! Als Schreiber liegt mir kaum etwas näher, als mich den Menschen mit meinen niedergeschriebenen Gedanken zu nähern! Gelesen und gehört zu werden – allein das ist doch die Passion eines Verfassers von literarischen Texten! Ja, davon und von nichts anderem darf man ausgehen.

Und dennoch – dennoch wurde daraus nichts. Nein. Keine Lesung. Und die Erklärung dafür, die ist alles andere als unzweideutig. Es verhält sich nämlich nicht so, dass sich der Autor (in dem Falle ich) zu einem verabredeten Zeitpunkt mit seinem Buch in der Hand an einem verabredeten Ort einzufinden hat, um dort dann, vor einer zwecks Lesung versammelten Zuhörerschaft, einige Zeilen zu lesen. Nein! Nein, ganz so einfach erweist es sich leider nicht. So hat man sich das Ereignis nicht vorzustellen.

Vielmehr erwartet die besagte Vertretung des Kulturvereins (in meinem Fall formuliert von einem der Vorsitzenden des Vereins), dass der auserkorene Autor, eine gewisse Zeit vor seiner Buchvorstellung, an dem Kulturverein eine bestimmte Anteilnahme zeigt. Ja. Man hegt an den Autor die Erwartung, dass er die regelmäßig vom Verein organisierten Kampagnen und Ausstellungen besucht – und das bitte möglichst des Öfteren –, dass er sich bisweilen dort »sehen« lässt. Gut, gut, diese Anspruchshaltung kann ich noch irgendwo nachvollziehen, *irgendwo* schon. Von dem Vorsitzenden eines Vereins kann man vermutlich keine hiervon nennenswert abweichende Haltung voraussetzen. Das wird wohl mit zu den Aufgaben gehören, die man ihm dort unausgesprochen zuweist.

Hier sollen bitteschön Mitglieder geworben werden, sollen Personen gefälligst motiviert und gehalten werden. Auch darauf ist ein jeder Verband angewiesen, um seine Existenz zu wahren. Es ist zu bedenken, dass Musiker, Maler oder eben auch Autoren sicherlich nicht zu den ungern gesehenen Mitgliedern eines Vereins gehören, erst recht doch dann nicht, wenn die provinzielle Vereinigung es sich auf die hoch im Winde der Dörflichkeit stolz wehende Fahne geschrieben hat, auf irgendeine spezielle Weise der sogenannten Kultur dienen zu wollen.

Nur sollte man ebenso von mir bitte nichts anderes als das erwarten, was meiner Gesinnung entspricht! Ohne dass ich im Geringsten den Stellenwert eines Kunst- oder Kulturvereins in Abrede stellen will – den Nutzeffekt, den diese Institutionen für den einen oder anderen braven Bürger wohl haben mögen –, muss ich dennoch zugeben, dass ich mich mit einem solchen Verbund nicht freudig und zufrieden an einen Tisch setzen kann. Ich gebe zu, dass allein schon die Worte Kultur und Verein eine abschreckende Wirkung auf mich haben. Ganz zu schweigen, wenn man sie miteinander verheiratet, wenn man aus beiden Worten den Begriff Kulturverein stempelt. Genauso verhält es sich mit dem Wort Vorsitzender – mit dem Titel Vereinsvorsitzender. Nein, bitte nicht! Ich kann, will und werde mich in diesem Leben mit Derartigem nicht mehr anfreunden. Weder mit dem einen noch mit dem anderen. Und auch nicht mit den geplanten und fleißig angestrebten und irgendwann artig zur Schau gestellten Ergebnissen der vitalen Stadtteil-Kultur-Vereins-Vorsitzenden meiner Stadt. Nein, auch das kommt für mich nicht infrage!

Mich interessiert eben ebenso wenig die unter eckigen Glaskuppeln oder auf auseinandergeklappten Tapeziertischen offerierte Ausstellung, in der Tante Amalie Wacker, zusammen mit einigen ihrer Artgenossen, die Finesse der Topflappen-Häkelei unter Beweis stellt, wie die an den weiß getünchten Wänden der Schul-Aula hängende Ausstellung, in der Onkel Heribert Rüstig, in der Gruppe Gleichgesinnter, auch seinen vierbeinigen Liebling namens Hasso in einer Öl-, Tempera- oder Aquarellmalerei zur Schau stellt. Nein! So lieblos das auch klingen mag – nein!

Und das gilt ebenso für die hoch motivierte Vereinigung von Selbstverwirklichungs-Freizeit-Töpfern, die, vorwiegend in der besinnlichen Advents- und Weihnachtszeit, in allen erdenklichen Formen, grob geknetete und gebrannte Vasen, Schalen, Teller, Tassen und Kerzenhalter in fingerdicken Tonformationen präsentieren. Sollte diese meine Stellungnahme herzlos, arrogant und intolerant klingen, ja, dann bin ich eben als herzlos, arrogant und intolerant einzustufen. Nur zu. Ich werde mich dann auch mit diesem Zeugnis (»Lexa! In allen Fächern eine Sechs! Setzen!«) arrangieren.

All das (was mich, nebenbei bemerkt, auch irgendwie an Spielmannszüge, Schützenvereine und Karnevalsveranstaltungen etc. erinnert, auf deren Handlungsprodukte ich ebenfalls problemlos verzichten kann) kann ich zwar weder verachten noch verlachen, es interessiert mich eben nur nicht. Nein, nicht im Entferntesten. Und noch weitaus entfernter liegt mir die Absicht, auch nur wenige Minuten *so zu tun*, *als würde* all das mich auf irgendeine Weise interessieren. Allein deshalb eine derart kümmerliche Geistes-Verkleidung in Betracht zu ziehen, weil man letzten Endes als Autor – wenn auch mit dem nett ausgeschmückten Segen des honorigen Kulturvereins! – eine Gruppe Zuhörer gewinnen kann, das halte ich für recht armselig.

Der Erwartungshaltung des hiesigen Kulturvereins konnte ich also nicht gerecht werden. Selbst diese kleine Hürde, die zu nehmen man von mir geduldigst erwartete, war absolut zu hoch für mich. Sehr vermutlich wäre ich eher dazu zu überreden, für einige Zeit Glückskeks-Texte für das örtliche Chinarestaurant zu entwerfen (wir kennen die mit irgendeinem kurzen wie trivialen Sinnspruch beschrifteten Papierstreifen, die sich, eingebacken im Inneren des knusprigen Süßgebäcks, dem Glückskeks, finden lassen, die dem Gast nach dem Essen gereicht werden), als an dieser Stelle einzulenken.

So blieb es letztendlich allein bei einem gegenseitigen Ignorieren. Ich meinerseits machte bis heute keinerlei Anstalten, mich von ihrem Kultur-Fließband transportieren zu lassen, und jene Vertreter des organisierten Zeitvertreibs ließen bis dato – vermutlich immer noch in einer abwartenden Haltung? – mein Buch geflissentlich außer Acht. Dieser Zustand ist sehr vermutlich statisch. Und ja, es ist so, wie ich es sage, auch an dieser Stelle meinte ich so etwas wie eine nicht hinnehmbare Weichenstellung, eine Gleichschaltung, zu erkennen. Auch hier hob sich mir die Aufforderung zur Uniformierung ab. Auch in dem Falle konnte ich den Aufruf zur Anbiederung, zwar leise aber dennoch deutlich genug, durchklingen hören. – Wie gesagt, ein Beispiel. Ein weiteres Exempel dafür, wie betrübt es um mich bestellt ist, wie kompliziert ich mich von Haus aus verhalte.

So, und wenn ich höchstpersönlich einen Hinweis darauf gebe, dass ich ganz zweifellos mit meiner – wie darf ich es nennen? –, mit meiner »pathologischen Eigenart« dazu beitrage, dass ich hier wie dort immer mal wieder eine merkliche Last verspüre, eine Last, die die Mehrheit der mich umgebenden Zeitgenossen als durchaus tragbar erachtet – zumindest empfinde ich es so –, eine Last, die ich aber weder über weite Strecken zu transportieren noch auch nur kurze Zeit zu halten bereit bin, dann darf das als ein Eingeständnis gewertet werden. Nach diesem Geständnis möge das hohe Gericht des Daseins mich aber bitte flugs entschuldigen – möge tunlichst akzeptieren, dass ich nicht gewillt bin, auf (m)einen Verteidiger zu warten – und mich künftig mit jeglicher Vereinsmeierei in Ruhe lassen, jawohl, und sei sie noch so gut und mir gegenüber wohlwollend gemeint.

Also, was mein Hiersein und meine damit früh am Morgen verknüpften Gedanken betrifft, kein Zweifel: Allein in meinem Naturell liegt es gebettet, dass ich mich, beispielsweise, spätestens ab dem zehnten mir auf den Fluren entgegen schleichenden Patienten innerlich ein ganz klein wenig aufrege, der noch im Vorbeigehen die Phrase »Mahlzeit!« lustlos müde vor sich hin raunt, womit ich ab 11:30 Uhr mindestens die darauf folgenden vier Stunden allerdings fest rechnen muss. »Mahlzeit!«, wenn ich das schon höre, »Malzeit« – »Maalzeit« – »Maaalzeit« ... Und wieso registriere ich es überhaupt so überaus deutlich, dass sich hier nahezu ein jeder per Sport-Trachten-Mode so ausweist, als würde er in seiner Freizeitkluft von frühmorgens bis spätabends mit nichts anderem beschäftigt sein, als sich emsigst, mustergültig und schweißtreibend den gesündesten Leibesertüchtigungen zu widmen? All das ist doch als hundertprozentig normal anzusehen! Und ...

Und wieso nehme ich es bloß so überdeutlich wahr, dass sich dieser oder jener der mir Begegnenden – der in arg gebückter Haltung und mit eng zusammengezogenen Schultern zaghaft an ein oder zwei Krücken über den Boden Tastenden – eine T-Shirt-Aufschrift wie: »Champion« oder gar »Powerman« traut? So, oder ähnlich so prangt es gerne bogenförmig und in übergroßen, manchmal glitzernden und schillernden Lettern auf Brust oder Rücken, und zwar in einer Farbgebung, dass jener Hinweis eigentlich kaum zu übersehen ist. »Na und – was soll`s?«, korrigiere ich mich selber, »kann doch ein jeder halten, wie es ihm passt!« – Nein, nein, alles, was recht ist, daran kann ich nichts schönreden: Der eigentliche Verursacher meines angesprochenen Unwohlseins bin ich, ich ganz allein, Punkt! Aber, wie bereits gesagt, und vielleicht darf ich kurz daran erinnern: solange ich aufrichtige Selbsterkenntnis zu zeigen imstande bin, solange sind »Hopfen und Malz« bei mir noch nicht verloren.

Vielleicht sollte ich mich viel eher aufrichtig darüber freuen, dass der Durchschnitt der mir hier Begegnenden zumindest dann und wann mit einem unterhaltsamen, wenn auch nicht immer unbedingt rundherum begrüßenswerten Kommunikationsverhalten aufzutreten versteht, vielleicht! Unter Umständen sollte ich vielmehr genau diese Rahmenbedingung, nämlich die ausfallsicheren Bemühungen meiner vorübergehenden Bekanntschaften, etwas mehr zu schätzen lernen! Es verhält sich ja auch nicht etwa so, dass an diesem Orte keinerlei kommunikative Annäherungen gepflegt werden. Beispielsweise kann ich mich stets absolut fest darauf verlassen, dass die relativ frisch und munter vor sich hin sprudelnde Quelle mit dem klingenden Namen »Mitteilungsbedürfnis« nie und nimmer zu versiegen droht, was mir doch immerhin wenigstens etwas wert sein sollte. – »Wann sind Sie denn angekommen? ...«, oder auch: »Wie lange müssen Sie denn bleiben? ...« Wie oft schon hat man mir zielsicher mittels genau dieser Fragen ein Interesse an meiner Person bekundet.

Ja, doch, kaum sitze ich für einen jener Reha-Kommilitonen in halbwegs greifbarer Nähe, wofür sich über den gesamten Tagesverlauf gesehen ganz zwangsläufig diverse

Möglichkeiten anbieten, schon wird mir früher oder später (eigentlich tatsächlich eher früher) die Eröffnung einer vielversprechenden Konversation offeriert: »Sind Sie auch heute angekommen? ...«, und ebenfalls immer wieder flach-freudig interessiert: »Wann werden Sie denn entlassen? ...« – Freilich ist mit der ausgiebigen Erörterung dieser mit Vorliebe gestellten Fragen die Themenauswahl noch nicht gänzlich erschöpft, nein, zusätzlich, gleich im Anschluss, kann, sofern man denn möchte, noch opulent darüber geplaudert werden, dass es sich einerseits bei dem eigenen Leiden logischerweise um einen absolut nebulösen Einzelfall handelt (»Ach, wissen Sie, ich bin monatelang von Arzt zu Arzt gerannt ...«) und andererseits einem die hier anberaumten Reha-Anwendungen sowieso nichts bringen (»Ich weiß auch nicht, was die sich dabei nun wieder gedacht haben ...«).

Anstatt sich an diesen Stellen obendrein noch künstlich zu grämen – und nichts anderes als ein bühnenmäßiges Echauffieren ist mein entbehrliches Gemecker, wenn ich ehrlich mit mir selber ins Gericht gehe –, was unterm Strich gesehen eh niemandem irgendetwas nützt, sollte ich, ich, der leider immer wieder etwas altklug reklamierende Reha-Patient namens Emil Lexa, sollte ich da nicht vielmehr langsam und in kleinen Schritten damit beginnen, die Relevanz des mehr als nur ausreichend vorrätigen Angebots an so hochwichtigen Themen wie beispielsweise: »Wie unerträglich schlecht sind hier die Matratzen« schätzen zu lernen? Das wäre dann zumindest schon mal ein einigermaßen vernünftiger Ansatz, wäre wenigstens ein Blick nach vorne, wäre ein Schritt in die richtige Richtung.

Aber, was kann man von einem alten Querkopf wie mir denn schon groß anderes erwarten? Wirklich – was kann man von einem notorischen Nörgler erwarten, der sich

bereits schon darüber echauffiert, dass er in dem Speisesaal, auf dem kurzen Weg von dem Tablett-, Teller- und
Besteckentnahme-Selbstbedienungstresen gleich hinter
dem Eingang, bis hin zur Ausgabe und Entgegennahme der
Frühstücks-, Mittagessen- oder Abendbrotration ein paar
Meter weiter in den Saal hinein, in der Schlange stehend,
immer wieder von besonders agilen Individuen überrascht
wird, die, ebenfalls *irgendwo* in der Schlange befindlich,
aber eigentlich irgendwo *hinter* ihm stehend, blitzartig,
ohne Vorwarnung – dreinblickend, als würde es hier und
jetzt allein darum gehen, noch schnell den dritten Welt-
krieg zu verhindern –, hinkend, humpelnd oder schlurfend
aus der Reihe treten und rechts sowohl an ihm als auch an
allen anderen vorbei direkt an die entsprechenden Büfetts
spurten – was kann man erwarten? Womöglich, und das
gilt es auch von mir zu bedenken, womöglich handelt es
sich hier um bereits fast Verhungerte, ja, und somit um absolut Unterversorgte, denen doch gar nichts anderes übrig
bleibt, als sich derart aufzuführen. Womöglich handelt es
sich hier um nichts weniger als um einen puren Überle-
benskampf! Ich sollte wohl besser Verständnis zeigen, sollte
Milde walten lassen und gefälligst genau davon ausgehen.
»Mahlzeit!«

Und schließlich – ich kann nicht oft genug einen Hinweis auch darauf geben –, und schließlich ist es ja ebenfalls
eine meiner zahlreichen Macken, die mich veranlasst, über
jeden meiner Nächsten innerlich ein wenig zu stolpern, der
sich, ohne ein Wort der Begrüßung, wie selbstverständlich,
an den von mir gewählten Tisch setzt! Wieso kann ich es
nicht ganz einfach hinnehmen, dass der eine oder andere
meiner Mitmenschen *eben nicht* die geringste Lust verspürt,
das Minimum an Benehmen an den Tag zu legen? Im
Rahmen der allgemeingültigen Gesetzgebung kann doch
schließlich ein jeder tun und lassen, was er möchte.

Also bitte – was soll die Strenge? Und selbst ein konsequentes wie radikal stummes Sich-wie-ein-nasser-Sack-auf-den-freien-der-zwei-Stühle-des-Frühstückstisches-plumpsen-Lassen, einhergehend mit einem völligen Ignorieren der bereits am Tische gegenübersitzenden Person, darf und kann davon logischerweise nicht ausgeschlossen sein. Ich denke, wir haben es jetzt.

Grüblerisch blicke ich auf das Buch, das sich, zusammengeklappt, mit dem Titel nach unten, in der rechten Ecke des Tisches ausruht. Einige Millimeter des irgendwo zwischen den Seiten steckenden Lesezeichens (eine längst abgegoltene Eintrittskarte für die Hamburger Kunsthalle) ragen aus dem Schriftwerk heraus ... Ich kann immer noch nicht sagen, ob der heutige Morgen es mir in dieser Situation gestatten wird, einige Zeilen zu lesen. Letzteres muss ja nun auch nicht unbedingt sein. Nicht hier, nicht notgedrungen im Dunstkreis des Kantinengeschehens. – »Nur mal so nebenbei bemerkt ...«, die von mir nachdenklich betrachtete Literaturbegleitung meldet sich jetzt leise – so gut wie kaum noch wahrnehmbar – zu Wort, » ... es ist schon eigenartig, jedenfalls empfinde ich es so, was Dir alles so durch den Kopf gehen kann, wenn Du eigentlich nichts weiter tust, außer nur still dazusitzen und hinaus in die Natur zu schauen. Wobei Erstgenanntes für Dich eigentlich auch dann gilt, wenn Dir gerade mal keine Natur zur Verfügung steht, die geduldigst auf sich schauen lässt. Was für Anregungen, Inspirationen und Ahnungen sich dann klammheimlich zu Dir setzen, wenn Du dergestalt Deinen Gedanken freien Auslauf gewährst, wenn Du sie weder bewusst lenkst noch ihnen anderweitig, in welcher Form auch immer das sein mag, Einhalt gebietest. Und nicht nur das ...«

»Ja, und nicht nur das«, antworte ich ebenso lautlos meinem unerwarteten Gesprächspartner, »nicht alleine das. Ebenfalls sehr beachtlich ist es doch, so meine Wahrnehmung, dass das nur wenig Zeit in Anspruch nimmt. Also, relativ wenig Zeit. Und es betrifft auch keinesfalls alleine mich! Das, was dort dann im sogenannten Oberstübchen eines Menschen innerhalb nur weniger Minuten und Sekunden an unterhaltsamen Filmen gedreht, beziehungsweise an Theaterstücken inszeniert wird, das stellt locker das, was in der real erfassbaren Welt auf diesem Gebiet geleistet wird, in den Schatten. Locker! Selbstverständlich inbegriffen der fein ausgewogenen Dramaturgie, ohne die eine Interesse weckende Geschichte nun mal nicht auskommt ...«

Doch, das menschliche Hirn ist mit Abstand der fähigste Dramaturg! Für eine gelungene Prozessualität fordert es allerdings das Büro namens Stille und den bequemen Sessel namens Zeit. Der Schlüssel zu beidem nennt sich »Abstand« und ist geschmiedet aus der Distanz zum Rummel des Alltaggeschehens. Zumindest deutet für mich alles darauf hin, dass es sich so und nicht anders verhält.

Andererseits sind diese Film- und Theateraufführungen recht flüchtig. Sie sind schnell vergessen, oder, zumindest in den Farben, behände, nahezu bis zur Unkenntlichkeit verblasst. Was dann später, zu einem weit entfernteren Zeitpunkt, von diesen Inszenierungen noch einmal mit freundlicher Genehmigung des Hirns die Bühne des Daseins betritt, und in welchem Gewand gekleidet das dann geschieht, und inwieweit den geduldig in den Rängen und Logen hockenden Verehrern der Erinnerung die gezeigten Stücke dann noch bekannt vorkommen – vielleicht vorrangig in der Verwechslung? –, das ist wiederum ein weiterer und völlig anderer Spielplatz und ... Wie gesagt, das nur nebenbei.

Wo genau war ich jetzt stehen geblieben?

Mein Blick aus dem Fenster, hinaus ins Freie.

»Was kann man von einem alten Querkopf wie mir denn schon erwarten, von mir, einem Nörgler ...«

Das hier im Saal geborene Lärmen: es erreicht nicht den Frieden des Draußen. Alles Störende scheint an den doppelten Glasscheiben, die sich in den Fensterrahmen behaupten, einfach abzuprallen. Irgendwie, irgendwie handelt es sich sicherlich um eine Wiedergutmachung. Ja, um eine Wiedergutmachung! Ich entscheide das jetzt einfach. Ein schöner Gedanke.

Und gleichermaßen, irgendwie, ist sie auch hilfreich, diese Wiedergutmachung, diese Entschädigung. Also, hilfreich, selbst für die Seele, die das Drinnen zu ertragen hat, die den Frieden des Draußen zurzeit nur beobachten oder, besser gesagt, voraussetzen darf. Allein das Wissen um diese Abgrenzung, die Kenntnisnahme dieser Trennung, der Trennung, zwischen der Ruhelosigkeit des Drinnen und dem erhabenen Schweigen des Draußen, spendet Trost. Trost und Hoffnung!

Ein Blick auf die Wiese, auf das satte Grün des Rasens.

»Und schließlich ist es ja eine meiner zahlreichen Macken ...«

Die Enten! Wo – wo sind die Tiere abgeblieben?

Ein Blick in das Blau des Himmels. Die Wolken ...

Der alte Ire

Und wenn ich mich selber als Querkopf bezeichne, als notorischen Nörgler – ich muss kurz noch einmal darauf zurückkommen dürfen –, dann ist es mir im Zusammenhang mit diesem Eingeständnis ein gewisser Trost, wenn ich das mal kurz einflechten darf, dass mir nicht gerade wenig Leute bekannt sind, von denen ich ziemlich verlässlich weiß, dass sie ähnlich denken und reagieren wie ich, ja, in vielerlei Hinsicht vermutlich sogar genau so wie ich. Da lässt sich kaum ein Unterschied erkennen. Meine Empfindlichkeit, und mag sie noch so einseitig und festgefahren wirken, die teile ich insofern mit anderen. Das gebe ich zu bedenken.

Mit einem Blick, hinein in meinen engsten Freundeskreis, fällt mir da exemplarisch einer meiner wohl ältesten Weggefährten ein. Wobei ich bei »ältesten« hier keineswegs an sein Alter, sondern im Rückblick allein an all die vielen Jahre denke, die uns fest miteinander verbinden. Jener Mensch, der sich mir jetzt spontan in Erinnerung ruft, der also allzeit mit auffallend ähnlichen Macken wie den meinen aufwarten kann – wovon er auch ausgiebig Gebrauch macht! – ist ganz sicher ein ebenso großer Querulant wie ich und somit in gewisser Hinsicht ebenfalls ein unangenehmer Erdenbürger! Davon darf ohne Abstriche ausgegangen werden. (Unter gewissenhafter Rücksichtnahme auf seinen ziemlich ausgeprägten Hang zum »Keinesfalls bin ich jederzeit für jeden präsent« werde ich auch in diesen meinen Zeilen seinen Namen nicht hinterlegen. Auch das bin ich ihm schuldig.)

Dieser nun, jener gute alte Freund, gehört zweifelsfrei zu der heutzutage leider immer seltener werdenden Sorte Menschen – und ich bange sehr darum, dass sie irgendwann von unserem Planeten vollkommen verschwunden sein könnte! –, die äußerst genau ihre Umwelt beobachten (und zwar gleichermaßen die weit in der Ferne liegende wie die in absolut unmittelbarer Nähe – da wird nichts leichtfertig außer Acht gelassen!) und die aus eben diesen Betrachtungen heraus ihre höchst individuellen Rückschlüsse ziehen. Konklusionen, die dann in aller Regel von ihnen auch eigens und verantwortungsvoll und hinlänglich systematisiert wie kommentiert werden (ein Umstand übrigens, der natürlich ein recht hohes – nennen wir es – Streitpotenzial birgt und allein von daher besser nicht zu unterschätzen ist).

Und eben diese durchdachten Kommentare seitens jenes kritischen Menschen – die, wie bereits angedeutet und, zugegeben, nicht selten eine ungewohnt deutlich gesprochene Kritik akzentuieren, was aber durchaus in der Natur der Sache liegt –, diese Kommentare sind es wiederum, die – und seien sie noch so gerechtfertigt! – dann der eine oder andere Mitmensch in der Summe als unangemessen, als frech, koddrig, irritierend und somit rundum als störend empfindet. Eingedenk der Tatsache, dass er allerdings seine *Päckchen* recht gut zu packen und zu verschnüren versteht, gibt sich auch an dieser Stelle das Ursache-Wirkung-Prinzip zu erkennen. So, genau so und nicht anders, verhält es sich mit meinem Freund, mit ihm, dem ungehobelten alten Iren mit dem breiten Kreuz, an den ich jetzt denke.

Der alte Ire ... Und jetzt wiederum meine ich tatsächlich sein Alter. Ja, denn mittlerweile geht auch er strammen Schrittes auf die 60 zu. Für mich ist er ein Ire, obwohl er in Wahrheit kein Ire ist. Und wenn ich das sage, also, dass er eben doch einer ist, dann gibt es, wie ich stark vermute, nicht gerade sehr viele Menschen auf dem Erdenrund, die das auf Anhieb verstehen können. Er selber allerdings, mein alter Freund, der alte Ire, er versteht mich sofort. Da bin ich mir sicher. Aber das ist jetzt nebensächlich.

Fakt ist jedenfalls, dass er mit Herz und Seele ein Querkopf ist! Ein waschechter Nörgler, ein urwüchsiger Kritiker und Kämpfer und ... aber lassen wir das. Ich denke, das dazu bereits Gesagte reicht völlig aus, um sich ein ungefähres Bild von ihm machen zu können. Diese Kritiker- und Kämpfer-Gütezeichen also, übrigens allesamt schwer erkämpfte Orden – hier und dort sogar auch zähneknirschend verliehen von der Armeeführung der erklärten Obrigkeit! –, diese Gütezeichen trägt er stets unsichtbar an sein Hemd geheftet (zumeist ein einfaches T-Shirt aus gefärbter Baumwolle – Größe XXL?), mit dem Auge nicht wahrnehmbar zwar, dessen ungeachtet aber stets zugegen.

Er – er würde, wäre er jetzt hier anwesend und könnte er meine Gedanken hören, er würde mich verstehen! (Ohne mit der Wimper zu zucken, könnte ich hier gleich zwei Ausrufezeichen hinterlassen.) Kein Zweifel meinerseits also. Ich sehe ihn direkt vor mir, sehe, wie er mir hier, hier in der Kantine, mächtig und tief in seinem Stuhl versunken und infolgedessen mit lang von sich gestreckten Beinen – er ist relativ groß – am Tisch gegenübersitzt. Mit einem Kaffeebecher in den Händen, sitzt er jetzt mir gegenüber und blickt mich, mit weit geöffneten, irgendwie – ja –, irgendwie fragenden Augen, breit grinsend an. Für mich in dieser Konstellation alles andere als ein ungewohnter Anblick. Ich kenne das. Unzählige Male saßen wir im Laufe unserer gemeinsamen Zeit so, oder ähnlich so, beieinander.

Sein breites Grinsen, das sich ratenweise offenbart, das sich zuverlässig so nach und nach einstellt, während er angesprochen wird, das ist ein sehr spezielles. Darauf muss ich hinweisen. Kein hämisches etwa, kein abfälliges, überhebliches. Nein, das trifft es nicht im Geringsten. Es ist – es ist zwar nur ein Grienen, aber immerhin eines, das ... das durchaus ein schelmisches, aber kluges verbales Statement zu ersetzen versteht und tatsächlich zeitgleich jedem einzelnen der an ihn gerichteten Worte eine reelle Möglichkeit einräumt, in aller Ruhe vorstellig zu werden. Man muss sich das bitte einmal vorstellen! Eine angenehme Eigenart. Eine seltene Fähigkeit, all das allein mit einem Lächeln, einem Schmunzeln zu erreichen. Eine scharfsinnige wie weise Art der abwägenden Bewertung, eine, die angenehm lautlos alles Wesentliche zu sagen versteht und somit nichts verschweigt, sofern ... ja, sofern man diesen aufgeweckten Menschen näher kennengelernt hat, beziehungsweise sein Lachen, sein Grienen, sein Mienenspiel zu deuten weiß.

Ich merke, ich muss mich wohl etwas revidieren. Wenn ich etwas länger darüber nachdenke ... Habe ich eben noch behauptet, dass mir nicht wenige Menschen bekannt sind, von denen ich genau weiß, dass sie – was die genannte Querköpfigkeit anbelangt – so denken wie ich, dann stimmt das so nicht. Nein. Ich muss diese Aussage gemäß besserem Wissen ändern. Scheinbar kenne ich doch nicht gar so viele Menschen, die das von sich behaupten können, und über die ich das berichten sollte. Im Moment fällt sage und schreibe alleine er mir ein. Er, jener seit langem geläuterte Irländer. Er, jener bodenständige Baumfäller. Er, der mir bereits seit einer guten Ewigkeit bekannt ist. (»... so denken wie ich ...« – damit das nicht etwa falsch verstanden wird: Keineswegs kann und will ich hier andeuten, dass ich seine Art der erfrischend ehrlichen, gewieften Kommunikation beherrsche, das wäre eine unentschuldbare Anmaßung von mir. Hingegen versichere ich, dass er wie ich die Fähigkeit beherrscht, ein rustikaler Querulant zu sein.)

Ja, dieses besagte, schelmische Grinsen, dem übrigens gerne auch ein überaus herzliches und lang anhaltendes

Lachen folgt. Ein buchstäbliches Herausprusten der Wahrnehmungen und Rückschlüsse dann und ... Und immer wieder mit der einen oder anderen Träne in den Augen. Tränen, die mich kurzfristig – kurzfristig! – sein starkes Rückgrat vergessen lassen. Er macht es eben auf seine ureigene Weise, macht es, in all seiner Stärke und all seiner Schwäche, immer wieder im höchsten Umfang für mich überzeugend. In sich stimmige, ineinanderfließende Gesten, die sowohl Mauern einstürzen als auch Brücken erbauen können.

Dieser erfahrene Nörgler, dieser gewöhnungsbedürftige Bud Spencer. Ja, ganz zweifellos würde er mich verstehen. Ich bleibe dabei. Des Öfteren haben wir uns gemeinsam über Gott und die Welt ausgetauscht, haben uns hier vereint vor Lachen in den Armen gelegen und haben dort, verbunden in Verärgerung, kräftig Dampf abgelassen ... Was soll`s, was soll`s, es ist, wie es ist. Hier und heute kann und werde ich jedenfalls keinerlei Unterstützung aus dieser Richtung erwarten. (Zur gegebenen Zeit werde ich ihm diese meine Gedanken schon mitzuteilen wissen. Dann sehen wir weiter.)

Wir, der alte Ire und ich, wir sehen uns übrigens nicht gerade oft. Gegenteiliges könnte man jetzt vielleicht irrtümlich annehmen. Nein, ein Zusammenkommen ist in der Tat eher selten der Fall. Aber wenn, dann ... gut, möglicherweise ist das – das Gelegentliche – sogar der Grund, warum wir uns so unkompliziert verstehen. Eventuell ist das das Fundament, auf dem sich unsere Freundschaft über all die Jahre hinweg so stabil erweisen konnte. Zwei so ausgesprochene Querköpfe, oft und über einen längeren Zeitraum zusammen, das könnte letztendlich für jeden von uns ein wenig zu anstrengend werden. Diese Möglichkeit ist nicht unbedingt unrealistisch und sollte folglich berücksichtigt werden. (Für heute lasse ich das mal so stehen.) Nein, wir lassen alles, wie es ist. Es gibt eben Dinge im Leben, an denen man besser keine allzu großen Änderungen vornehmen sollte.

Wie gesagt, oft sehen wir uns nicht. Dafür allerdings – und auch das wird mir soeben vorstellig –, dafür schreibt mir der alte Ire in nahezu regelmäßigen Abständen ein paar Zeilen, sendet mir von fast jedem Ort, den er als Tourist und Weltenbummler besucht, eine Ansichtskarte ins Haus. Ich erkenne es als seine Art, sich mir je einmal mehr in Erinnerung zu rufen. Dass diese Grußkarten, immer sind es bebilderte, von ihm stammen, dass er der freundliche Absender ist, das ist für mich, nebenbei bemerkt, einzig und allein aufgrund der Tatsache ersichtlich – auch so eine Marotte vom Iren –, dass ich die hinterlegten Texte kaum und die Unterschriften beim besten Willen nicht entziffern kann, was aber meine Freude über seine Nachrichten in keiner Weise schmälert.

Also: Liegt eine Ansichtskarte in meinem Postkasten, für deren Schrifttum ich für Sekunden tatsächlich in Erwägung ziehe, einen Schriftsachverständigen zu beauftragen, dann kommt sie, und das ist über jeden Zweifel erhaben, von ihm! (Respekt übrigens: diese sehr schlichte, aber immerhin stets erfolgreiche Art, mir so ganz nebenbei, und noch dazu auf eine wirklich nette Weise, immer wieder ein Aha-Erlebnis zu spendieren, die soll ihm erst einmal jemand nachmachen.) Alles in allem eine zwar kleine, jedoch zutiefst liebenswerte Geste, eine, die ich nun nicht mehr missen möchte. Von daher ...

In der Zuversicht, dass er nicht als allzu egoistisch, eigennützig angesehen wird, erlaube ich mir zum Abschluss noch den Hinweis, dass ich auch künftig solche Karten-Post zu erhalten wünsche! Der alte Ire möge doch bitte – falls ich nicht gar zu viel von ihm verlange? – meinen Wunsch möglichst ernst nehmen und ihn infolgedessen auch künftig in den Ablauf seines Daseins kompromisslos mit einbeziehen.

Mein Gruß – und dieser steigt jetzt von meinem Platz aus, direkt durch das Fenster hinaus und senkrecht in die Höhe, um mit den ziehenden Wolken stracks in Richtung Irland zu schweben –, mein Gruß an den alten Iren und Baumfäller Bud Spencer, an meinen Weggefährten, an den Menschen, mit den in jeder Hinsicht breiten Schultern!

Irritierte Gänsevögel

Mein Blick aus dem Fenster: Jetzt zähle ich vier Enten. Kein Zweifel, es sind genau vier. Sie bewegen sich behäbig, was sie, wie zu erwarten, nickenden Kopfes tun, über den grünen Rasen der Gartenanlage. Eine Frau mittleren Alters hat sich, dicht an der besagten Gehweg-Gras-Grenze aufhaltend, ihre beiden Krücken unter den rechten Arm geklemmt und ist, soweit es ihr in Anbetracht ihrer Behinderung überhaupt gelingen mag, in die Hocke gegangen. (In dem Fall lässt sich eine Hüftoperation vermuten. Eine Operation an den Kniegelenken lässt diese Haltung kaum zu. Oder, oder vielleicht doch?) In der geöffneten flachen Hand ihres ausgestreckten linken Armes hält sie etwas für die Tiere Essbares bereit, mit dem sie sie ganz offensichtlich anzulocken versucht. Vermutlich handelt es sich, wie üblich, um einige Brot- oder Brötchenkrumen. Genaueres kann ich von meinem Platz aus nicht erkennen.

Die Enten, sie hatten sich in Richtung der Frau bewegt, bleiben jetzt stehen. Sie zögern, wahren einen gewissen Abstand. Die Frau zeigt sich geduldig, erweist Verständnis. Sie wankt etwas hin und her, muss sich wahrnehmbar bemühen, ihren Körper in der Balance zu halten, was sicherlich, eingedenk ihrer momentanen Hemmung, an der für sie etwas ungünstigen Haltung liegt. Freundlich lächelnd blickt sie auffordernd in Richtung der Enten, die von den zentrierenden Bewegungen ihrer kauernden Gönnerin jetzt offensichtlich verunsichert sind. Sie wiederum bemerkt das natürlich, versucht möglichst ungezwungen zu wirken.

Drei der Enten haben sich entschieden, kehren dennoch kurz entschlossen um. Die verbliebene Ente wagt sich bis auf einige wenige Schwimmhäute-Schritte an das verlockende Angebot heran und bleibt dort – behäbig nickenden Kopfes und im Wechsel nach links und nach rechts schauend – stehen. »Einen Pfennig für Deine Gedanken«, rufe ich der zaudernden Ente im Geiste zu ... Weiter tut sich gegenwärtig nichts, jedenfalls nichts, was in dieser Sache entscheidend ist.

Die Frau gibt nun auf, was wahrscheinlich unter Berücksichtigung ihrer zurzeit angeschlagenen körperlichen Verfassung geschieht. Mit einem leichten, kraftlosen, eher angedeuteten Schwung wirft sie ihre Krumen noch abschließend in Richtung des misstrauischen Tieres auf den Rasen, blickt dem Ergebnis ihrer Handlung kurz nach, so als wollte sie sich vergewissern, dass sie alles tat, was in ihrer Macht lag, und richtet sich dann – während sie zeitgleich ihre Gehhilfen mühsam in die Position bringt, die ihrer stützenden Bestimmung möglichst gerecht werden – langsam auf. Ihren Entschluss, es vorerst auf sich beruhen zu lassen, den halte ich in jeder Hinsicht für vernünftig, was ich bezüglich der Entscheidung der argwöhnisch zögernden Ente nicht unbedingt sagen kann.

Die zaudernde Ente jedoch, von dieser plötzlichen Entwicklung dem Anschein nach nun erst recht irritiert, dreht sich auf der Stelle um und wackelt watschelnd in Richtung ihrer Artgenossen von dannen. »Sollte der eine oder andere Vertreter der hier ebenfalls ansässigen Vogelwelt (ich denke da beispielsweise an Amseln, Meisen, Tauben etc.) sich da nicht noch stibitzend einmischen, was mich durchaus nicht überraschen würde, dann werden sich die Enten die ihnen zugedachte Ration zu einem späteren Zeitpunkt schon noch zu holen wissen«, so lassen es mich meine Gedanken vermuten. »In jedem Fall, und daran gibt es keinen berechtigten Zweifel, in jedem Fall wird diese verstreut ausgeworfene Bröckchen-Spende dort nicht lange zwischen den Grashalmen der Rasenfläche liegen bleiben.« Mein Blick ins Freie. Und ...

Und nicht ohne eine gewisse Genugtuung – oder sagen wir besser: nicht ohne das leichte Gefühl einer anheimelnden Zufriedenheit werde ich jetzt, genau jetzt, daran erinnert, dass man vielen der oberflächlich betrachteten Gegebenheiten, die man meint, als eindeutig prekär erkennen und somit innerlich ablehnen zu müssen, durchaus, schaut man näher hin, etwas Freude Entfachendes abgewinnen kann. Und ganz fraglos kommt mir dieser Gedanke auch irgendwo im Zusammenhang mit dem, was ich bezüglich meines Aufenthaltes hier, meine, nicht ganz kritiklos hinnehmen zu können. (Anbei: mein philiströses Verhalten könnte man mir bei dieser Gelegenheit vielleicht verzeihen [?] – also, ich frage ja nur ...) Für die Entstehung eines solchen Gefühls bedarf es für mich nichts, was gemeinhin als Großes bezeichnet wird, nichts, das in irgendeiner Weise pompös oder gar verschwenderisch sein muss. Nein, das genaue Gegenteil ist dann schon eher der Fall.

Hier, still und allein und fernab des organisierten Trubels, an der Schwelle zwischen dem Drinnen und dem Draußen sitzend und in aller Ruhe einige der Darbietungen wahrnehmend, die der weitaus bescheidenere Teil der Schaubühne namens Leben im Programm hat, nun, wo es für die Unendlichkeit einiger Minuten gestattet ist, eigentlich nichts weiter zu müssen und auch nichts zu wollen, hier hat es diese einfache Erkenntnis von Neuem wieder verstanden, leicht wie eine Daunenfeder in mein Bewusstsein zu schweben. Das geschieht – wie mir von der Erfahrung her bereits gut bekannt – auch heute hier und jetzt klammheimlich.

»Die Muße ...«, so signalisiert ein beträchtlicher Anteil meiner Kreise ziehenden Empfindungen gegenwärtig an mich, »die Muße, die es dem Menschen gestattet, sich für eine gewisse Zeit lang auch den kleinen Dingen des Daseins zu widmen, Dinge, die ...«, darauf weist mich mein Gefühl gelassen aber betont hin, »Dinge, die es bereits nach einem nur geringen Näherhinsehen durchaus Wert erscheinen, mit einer gütlichen Beachtung, ja versöhnlichen Wertschätzung bedacht zu werden, diese Muße kann gerne als ein wertvolles Kleinod, als ein kostbares Geschenk angesehen werden, als ein auserlesenes Mitbringsel seitens des Moments.« – Hier und ...

Hier und in diesen Momenten, in den Augenblicken, die letztendlich, so kann man sagen, mehr oder weniger der Zufall inszeniert hat, hier und jetzt und für mich verhält es sich so, dass ich ein gutes, ein mir sehr willkommenes Gefühl verspüre. Eine unerwartete und von daher besonders begrüßenswerte Stimmungslage, insbesondere unter Berücksichtigung meiner doch etwas gewöhnungsbedürftigen Situation. Ein zwar, wie ich erahne, kurzlebiges, dafür aber intensiv wirkendes Sentiment – nein, mehr nicht, aber immerhin das! –, woher auch immer kommend, spendet mir mit einer freundlichen Umarmung, und das angenehm heimlich und bemerkenswert unaufdringlich, eine innere Zufriedenheit.

Wie schnell sind wir Menschen, wir in der Disziplin des Ignorierens erklärten Künstler, doch inmitten des Trubels des Alltagsgeschehens dazu bereit, mit all unseren Sinnen all das zu übersehen, was von Grund auf gut und auch schön und somit liebenswert ist. Vieles von dem Erbaulichen, Schönen und Liebenswerten weisen wir für uns, ungeachtet ihres wahren Wertes, als viel zu klein, als viel zu unbedeutend und von daher als eigentlich gar nicht real existierend aus. Ja, wie oft und wie schnell geschieht das. Gut, sei's drum, zuweilen mag es uns immerhin gelingen, gegenüber solchen Begegnungen anders – also etwas besonnener – zu reagieren.

Inwieweit dann das Besonnene – Gezügelte, Gelassene – unbewusst, aus den Tiefen unseres eigentlich eher Verborgenen heraus, geschieht, und weshalb auch immer es sich dann jäh so fügt, dass das sich schnellen Schrittes immer weiter von uns Menschen entfernende Näher-Hinsehen-Können (das, so könnte man fast meinen, aus vielerlei Gründen heraus im Begriff zu sein scheint, bis hin zur völligen Auswanderung vor uns zu fliehen), plötzlich doch noch einmal kurz anhält, sich stumm aber freundlich, über die Schulter lächelnd zu uns umwendet, um für ein Weilchen für unsere innere Ruhe hilfreich in Erscheinung zu treten – inwieweit das uns unbewusst geschieht (dass wir plötzlich herzlich begrüßen, was wir ansonsten übersehen oder gar ablehnen), das darf in solchen bedeutenden Augenblicken wohl als zweitrangig angesehen werden. Die Frage bleibt, wieso wir mit dem Näher-hinsehen-Können nicht enger befreundet sind, weshalb sich die Besonnenheit bei uns nicht wohlfühlt, warum die Ruhe vor uns flieht.

Der Baum dort, dort drüben, dort, hinter dem Haus stehend ... Eine uralte Kastanie. Seine gewaltige, unerschütterlich mit den Winden sich hin und her wiegende Krone, die noch weit über die roten Dachfirstziegel des Gebäudes hinaus gen Himmel ragt – es ist ... es ist, als würde ihr mächtiges Rauschen bis an mein Ohr dringen. Jetzt, in den Tagen des Aprils, sind bereits unzählige, kleinere Blätter seinen Knospen entsprungen. Laub, das in den kommenden Wochen, wenn das aus dem Erdreich gezogene Wasser durch dünnste Kapillarröhrchen den Stamm hoch und droben bis selbst in seine aller dünnsten Zweige steigt, noch reichlich wachsen wird. Der Kastanienbaum dort ... er kann sich nicht zurückhalten, richtet auf seine Weise seine Fragen an mich ...

»Wer oder was, das zu wissen wäre vielleicht aufschlussreich, wer oder was, bitteschön, hat Dir denn nun zu dieser

Stimmung verholfen, die zu pointieren Du anscheinend kaum müde wirst – was hat dich derart inspiriert? ... Waren es etwa, ich hoffe, die Frage kommt für dich nun nicht allzu ungelegen, waren es etwa tatsächlich jene ahnungslosen, wackelnd und nickend gehenden Abgesandten des hiesigen Federviehs, die in ihrer gespielt wirkenden Unbeholfenheit, vollkommen unabsichtlich, für einige drollige Szenen sorgten?« – »Ja, waren sie es, konnten die all das wirklich bewirken?«

Ich, dem einerseits ein derartig oppositionelles Verhalten seitens der in unserer *modernen* Zeit amtierenden Logik alles andere als neu ist – und die aus dieser Ecke heraus zu mir herüber rauschende Spitzfindigkeit in der Fragestellung lässt sich auch nicht verheimlichen –, der andererseits allerdings wirklich nicht damit gerechnet hat, dass eine in Ehren gereifte Kastanie sich in dieser Weise gebärdet, ich kann eigentlich keinen zwingenden Grund erkennen, der mich gegenüber einem so fragenden Vertreter der Natur zu einer Rechtfertigung veranlassen könnte, nein, auf Anhieb nicht einen einzigen.

»Demgegenüber«, räume ich mir ein, »demgegenüber, ich will ja nicht unhöflich sein. Wenn ich nun schon einmal gefragt werde ...« Nur das vielleicht dazu: »Sie vertragen sich eben nicht gut miteinander, können sich nicht sonderlich leiden, die Analytik der aktuellen Moderne und meine ziemlich hinterwäldlerische Hingabefähigkeit den *kleinen Dingen* gegenüber ...« Meine Blicke verfolgen die vom Winde bewegte Krone des Baumes, versuchen herauszubekommen, inwieweit er noch gewillt ist, mir zuzuhören. »Sie halten Distanz, innerhalb der Einheit, haben so eine Art – wie soll ich es sagen? –, haben so eine Art Gütertrennung, die beiden, so etwas wie einen Ehevertrag, den abzuschließen sich im Verlaufe der Jahre als äußerst sinnvoll erwiesen hat.«

Ja, »wer oder was ... was hat mich ... Waren es etwa ...«, zurück zur Frage. Ich denke, ich kann das erklären. Es verhält sich momentan so, um noch einen kleinen Moment bei den sich langsam zentrierenden Wirkungen derartiger Widersprüchlichkeiten zu verweilen, es verhält sich so, wie ich es beispielsweise letztes Jahr, an einem der vielen durchgehend warmen, sonnigen Tage des Monats Juli, während einer meiner ganz persönlichen Lesestunden erleben durfte (anwesend sind dann allein ein Buch und ich!). Hin und wieder wünsche ich mir reinweg nichts anderes, als ungestört nun jene Lesezeit an einem der an der Straße befindlichen Caféhaustische, möglichst unter einem Schatten spendenden Marktschirm sitzend, zu verbringen. Erfreulicherweise befand ich mich in einer solchen Situation. Ich las, so meine Erinnerung daran, bereits seit einigen Minuten, in aller Ruhe, einige Seiten eines meiner Meinung nach recht gut gewählten Buches, als ich unerwartet mit einem recht lauten Sprachgewirr konfrontiert wurde, das offensichtlich von einem – oder gleich von mehreren? – der in angebrachter Entfernung positionierten Nachbartische stammte. Unangenehm aufdringlich schien jener Lärm schier entschlossen, allein in meine Richtung zu fliehen, um sich, bei mir angekommen, sofort und ungeniert zwischen meine Lektüre und meine Konzentrationsfähigkeit zu drängen. Ein Zustand, der mir leider nicht den Eindruck erweckte, dass er nur vorübergehend sei.

Und plötzlich, plötzlich, also gleichermaßen unerwartet, zeigte sich auf der mir gegenüberliegenden Straßenseite ein großer, langsam heranfahrender Traktor der Stadtverwaltung, der einen Anhänger mit Wassertank zog. Gezielt, so meine Beobachtung, machte der Fahrer des Gespanns vor einer der seit Tagen am Straßenrand in der gleißenden Sommersonne darbenden Linden halt, stieg von seinem Sitz herunter und spendete unverzüglich aus dem Tank, über einen dicken, langen Wasserschlauch, den durstigen Wurzeln des Baumes einige gute Liter von dem transportierten, lebenswichtigen kühlen Nass. All das geschah ungezwungen und wie in einem einzigen Handgriff und wirkte von daher äußerst routiniert. Von meinem Buch aufblickend, konnte ich diese Darbietung beobachten. Zu meiner inneren Freude ebbte die Brandung meiner durch die Störung verursachten Wellen der Unmut unverzüglich und spürbar wieder ab.

Einhergehend mit diesem, nach meinem Empfinden ganz wunderbaren Geschehen, also jener unerwarteten Wasserspende zur rechten Zeit, deren ehrlich frisches Geplätscher beruhigend, wohltuend sinnlich zu mir (mir, dem spontan genervten Menschen, der noch vor nur wenigen Sekunden so gut wie der Verzweiflung nahe gewesen war!) herüber wehte, verlor das zudringliche Durcheinander-Gequatsche (jawohl Gequatsche, keine andere Bezeichnung trifft es besser), welches sich die um mich herum hockenden Zeitgenossen gegenseitig über ihre Köpfe zu gießen befleißigten, reziprok den Hauptanteil seiner erbärmlichen Macht über mich. Ja, die in aller Regel zeitgleich, zumeist überlaut und auch ansonsten rücksichtslos in die Sphäre gestochenen Wortfetzen wurden von der mir just gegenüber meines Platzes gebotenen Aufführung – und nicht zu vergessen: von deren unbestreitbaren Sinn! – überaus wohlwollend überschattet, was mir zwar, wie gesagt, nicht die gesamte Last abnahm, mich aber immerhin einiges von ihr wesentlich leichter (er)tragen ließ. Das eine (die rücksichtsvolle Wasserspende) hat mich zeitgleich das andere (das rücksichtslose Gequatsche) erdulden lassen.

Sicher, selbstverständlich muss man ebenfalls seinen Teil dazu beitragen. Das ist absolut unentbehrlich. Natürlich muss man auch seine Bereitschaft zeigen, das Wohltuende wahrzunehmen, und sei es noch so gering und unscheinbar.

Man darf sich auch nicht vom Störenden gar tottrampeln lassen, was leider wesentlich schneller passiert, als man es selber wahrhaben möchte, und immer und immer wieder aufs Neue geschieht. »Manchmal ist es fürwahr die Stille, die den Lärm übertönt, und manchmal ist es das Unscheinbare, das das Mächtige in den Schatten stellt«, so denke ich mir in solchen glückseligen Momenten, in diesen prächtigen Augenblicken, in denen es mir glücklicherweise wieder einmal vergönnt ist, eine genügsame Prise, eine winzige Wenigkeit, näher hinsehen zu dürfen, um dann zu guter Letzt so etwas wie – ja –, wie eine unerwartete Befreiung zu erfahren ... Damit sollte ich die an mich formulierte Frage (streng genommen sind es ja mehrere) eigentlich beantwortet haben.

Noch einmal schaue ich zur Kastanie hinüber ... Sie bewegt sich nicht, nicht von meinem Platz aus wahrnehmbar. Geduldig scheint ihre Krone auf die nächsten Windböen zu warten. Im Moment ist es dort oben jedenfalls ziemlich windstill. Einige Sonnenstrahlen werden von dem Rot des Dachfirstes reflektiert, von der Dachkante, die inmitten der Blätterpracht des Baumes übereifrig einen horizontalen Strich zieht. In diesem, von der Sonne punktuell bedachten Bereich, leuchten die Ziegel warm auf ... Doch, doch, ich denke schon, dass er mir zugehört hat, der Baum, aufmerksam sogar. Er ist augenblicklich wohl nur ein klein wenig zurückhaltend und – und vielleicht sogar (?), vielleicht sogar ein Quäntchen zu stolz, um es mir gegenüber sofort zuzugeben.

Flüchtiges Hinwegfegen

Dort, Enten irritierende Brötchenkrümel auf dem Rasen der Gartenanlage und hier, *mich* irritierende Brötchenkrümel, rund um den auf meinem grauen Tablett befindlichen weißen Teller verteilt. Die mich betreffenden Krümel haben sich sowohl rechts wie links des Tellers – dort allerdings am meisten – auf dem Tablett als auch, unmittelbar vor dem Tablett, auf der Tischplatte (ein spiegelglattes Nussbaum-Resopal-Dekor-Laminat) versammelt und darüber hinaus sogar, wie ich jetzt bemerken muss, im Bereich meiner Oberschenkel, auf meiner Hose eingefunden. »Das ist leider ganz und gar unvermeidlich! Das erfolgt so sicher wie das sprichwörtliche Amen in der Kirche«, so mein mich ohne jede Umschweife verteidigender Versuch der Selbstentschuldigung. »Bekanntermaßen ist das – und wenn auch noch so vorsichtig unternommene – Aufschneiden eines Rundstücks stets mit einem gewissen Anteil an sich diktatorisch gebärdenden, unkontrollierbaren Absplitterungen seitens der knusprigen Kruste verbunden, deren alleiniges Ziel es idiotischerweise zu sein scheint, möglichst ungebunden und zahlenmäßig überlegen in alle erdenklichen Richtungen zu fliehen.«

Während ich mittels einiger energischer und in schneller Folge vollbrachter Bewegungen meiner beiden Handkanten (die sich selbst für solche profanen Aufgaben als äußerst hilfreich erweisen) die auf meinen Hosenbeinen betroffenen Stellen von den besagten Überresten befreie – die konfus sich verteilten Relikte auf Tisch und Tablett hin-

gegen ignoriere ich in dem Falle vorerst geflissentlich –, erkenne ich ein weiteres Mal als bestätigt, dass diese höchst
lästige Krümelei (von der sich nun wiederum ein beacht-
licher Anteil zwangsweise unmittelbar vor meinen Füßen
auf dem Fußboden versammelt hat) tatsächlich, wieso auch
immer, überaus dominant an Frühstückstischen stattfinden möchte, die sich außerhalb meines eigenen Heims
befinden. So jedenfalls mein Verdacht. Ja, frühstücke
ich – um die Sache auf den Punkt zu bringen – als Gast
in irgendwelchen Hotels, Pensionen und anderweitigen
Gasthäusern (hier einbezogen sind schon lange die Früh-
stückstische der Krankenhäuser und ab sofort auch die der
Kur- und Rehakliniken) oder bei Bekannten und Freunden,
benehmen sich diese Backprodukte namens Brötchen meiner Meinung nach längst nicht so gefällig, wie sie es bei mir
zu Hause zu tun pflegen (?). Aber – aber vielleicht mache
ich mir auch in diesem Punkt wieder einmal selber etwas
vor. Vielleicht bilde ich mir das auch alles nur wieder ein.
    Apropos »Mittels einiger energischer und in schnel-
ler Folge vollbrachten Bewegungen meiner Handkanten ...« – wenn ich bedenke, dass mich, was meine linke
Hand betrifft, vor nur wenigen Tagen bereits das flüchtige
Hinwegfegen solcher luftleichten Krümel an die Grenze
meiner Belastbarkeit brachte, dass ich es tatsächlich (und
ohne auch nur die geringste Spur einer Übertreibung führe
ich das hier an!) nur unter Zuhilfenahme der gesamten
mir zur Verfügung stehenden Kraftreserven fertigbrachte,
jener belanglosen Aufgabe der Alltagsroutine auch nur einigermaßen gerecht zu werden, ganz zu schweigen von den
weitaus schwierigeren Aufgaben, die aber ebenfalls zum Ta-
gesgeschäft eines jeden Menschen gehören, dann mag mich
dieser erschreckende Gedanke auch jetzt – jetzt, nachdem
seit meinem Malheur bereits eine gewisse Zeit verstrichen
ist – kaum wieder loslassen.

So gut wie vollkommen lahm war er nach dem Sturz, mein gesamter linker Arm, und somit, gleich mit ihm, natürlich meine linke Hand. Außer Funktion! Beides wollte – beziehungsweise konnte! – den Befehlen meines Willens nicht mehr nachkommen, weigerte sich einfach, den entsprechenden Kommandos meines Kopfes zu gehorchen, ja lehnte es strikt ab, seinen eigentlichen Aufgaben gerecht zu werden. Muskulatur und Nervensystem – jene ansonsten für mich verlässlich miteinander kommunizierende Partnerschaft – ließen in jenen Teilen meines Körpers kaum mehr ein vertrauenerweckendes Gefühl verspüren und brachten schon gar keinen belastbaren Griff mehr zustande. Das war noch bis vor nur wenigen Tagen der feste Ausgangspunkt, mit dem ich mich vorerst abzufinden, beziehungsweise in irgendeiner Weise zu arrangieren hatte.

Zunächst einmal ist sie hochgradig besorgniserregend und ebenso stark gewöhnungsbedürftig, die Tatsache, dass einem sämtliche Finger seiner Hand plötzlich – plötzlich! – ihre über die Jahrzehnte hinweg gewohnte Hilfe verweigern. Einfach so. Abrupt. Ohne eine Vorwarnung. Ohne jede Tendenz. Gut, zugegeben, im Nachhinein und mit etwas Abstand betrachtet, wird es mir immer mehr verständlich, was geschah. Im Rückblick schon.

Im Rückblick zeigt sich da natürlich eine Kausalität, eine, die den sprichwörtlichen »roten Faden« zieht. Eine Ursächlichkeit, die eine Wechselbeziehung verdeutlicht, eine, zwischen hier und dort, zwischen meinem alten, vor etlichen Jahren diagnostizierten Rückenleiden und dem sofortigen Erlahmen nach meinem Fallen; die Verbindung eben zwischen den mittlerweile viel zu dicht zusammengerückten Halswirbeln und den entsprechend in dem Bereich immer mehr vom Einklemmen stark bedrohten Nerven. Und dennoch, und dennoch: wer hätte das jemals gedacht, hätte diese spontane Entwicklung – gleichgültig wann – je in Betracht gezogen. Wer hätte eine derartig ineinandergreifende Entfaltung (bis hin zur vollendeten, drastischen Bredouille) in die engere Wahl gezogen – wer? Ich jedenfalls gehöre nicht zu denen, die das geahnt haben! Für mich war es eine hässliche und viel zu gewaltige Überraschung. »So gut wie lahm war er nach dem Sturz, mein gesamter linker Arm, und …«

Aber – was genau war denn nun geschehen? … Meine Gedanken, sie gehen ein paar Schritte zurück, verlieren sich im Gestern … Der Vorfall, soweit er noch in meiner Erinnerung liegt: Um 02:30 Uhr, also im wahrsten Sinne des Wortes in aller Herrgottsfrühe, geschah es. Das sei schon mal vorweg gesagt. Ich saß an meinem Schreibtisch, hatte noch zu arbeiten. Ich schrieb seit einigen Stunden an einem Manuskript. Die Zeit, und alles um mich herum, hatte ich »vollkommen vergessen«, wie man so passend sagt. Die Gedanken, die mir seit dem Abend des Vortages, als ich relativ spät mit dem Schreiben begann, freundlicherweise einfach so zuliefen, die wollte ich unbedingt noch, bevor sie wieder auseinander flossen und sich gar im Nichts auflösten, in ihrer Gesamtheit festhalten.

Jener flüchtige Blick dann zur Uhr, die auf meinem Schreibtisch steht (»wie bitte? Wie spät – beziehungsweise früh! – ist es bereits? Zweieinhalb Stunden nach Mitternacht?!«), sowie die Tatsache, dass ich mittlerweile davon ausgehen durfte, dass ich das Wesentliche soweit *zu Papier* gebracht hatte, machten mich dringend darauf aufmerksam, dass ich nun aber gefälligst, und das ohne langes Überlegen, zum Ende zu kommen und mich augenblicklich ins Bett zu begeben hätte.

Nur noch schnell ab ins Badezimmer und »das kleine Geschäft« erledigen wollte ich. Reine Gewohnheit, reine Routine, was sonst. Eine Angelegenheit, die sich stets in wenigen Sekunden erledigt hat … Im Bad dann – so muss es wohl gewesen sein –, zog mir ein bis dato unbekannter Feind buchstäblich den Boden unter meinen Füßen weg, ließ mich Knall auf Fall in ein tiefes, dunkles Loch fallen. Wie anders sollte ich es mir heute schildern können. Allein so habe ich die Sache in der Erinnerung. Anders vermag ich es kaum zu sagen. Eine Ohnmacht! –

Irgendwann dann, wie viel Zeit real inzwischen verstrichen war, ist beim besten Willen von mir nicht mehr rekonstruierbar, irgendwann erwachte ich dann aus meinem unfreiwilligen Tiefschlaf. (Unmittelbar im Nachhinein – ich erinnere mich – empfand ich mein vorübergehendes Totsein jedenfalls als eine kleine Ewigkeit.) So gut wie nackt, leicht gekrümmt, den Rücken mehr nach oben gewandt und ansonsten der Länge nach ausgestreckt auf dem Bauch, lag ich auf den kalten Fliesen des Badezimmers.

Allein meinen Kopf, der seitlich geneigt in einer beachtlichen Blutlache lag, konnte ich noch – und auch das nur eingeschränkt – bewegen; ansonsten war ich gänzlich bewegungsunfähig. Gelähmt! Hilflos! Mit diesem Ergebnis wurde ich zuallererst konfrontiert. Es dauerte eine kleine Weile, bis ich begriffen hatte, bis ich realisierte, weshalb Stirn und Haare so unangenehm feucht waren. Dass es Blut war – mein Blut! –, das sich unter meinem Kopf, in Form einer annähernd kreisrunden Pfütze beträchtlichen Ausmaßes, zwischen mir und den kalten Bodenfliesen des Badezimmers befand. Immerhin so beträchtlich war diese Blutlache, dass ich – selbst dann, wenn ich den Kopf, der auf seiner linken Seite lagerte, nicht anhob –, aus dem Augenwinkel meines linken Auges heraus betrachtet, noch mühelos ihre dickflüssige Grenzlinie erkennen konnte: ein mehrfach geschwungener Umriss, der sich somit nicht allein in dem Bereich unmittelbar unter mir, sondern (was mir einmal mehr die Aussicht auf eine eventuelle Beruhigung nahm) ein gutes Stück weit von mir entfernt befand.

Ich war, was immer auch letztlich definitiv der Grund dafür gewesen sein mag, ganz offensichtlich vor dem Toilettenbecken ohnmächtig geworden, muss, urplötzlich schlaff wie ein nasser Sack, seitlich geneigt vornüber zusammengesunken und dann kopfüber auf den Boden geschlagen sein. (Eine Narbe von immerhin knapp zwei Zentimetern Länge an meiner Stirn, bemüht sich momentan recht erfolgreich, die Erinnerung daran am Leben zu erhalten.) ...

Ich entschied mich, das zu tun, was mir in dieser Situation einzig zu tun übrig blieb: Um meine über den Flur gegenüber in ihrem Zimmer tief und fest schlafende Frau zu wecken, rief ich so laut es mir möglich war – für die eigentlich um die Zeit zu erwartende Nachtruhe sicherlich erheblich zu laut – um Hilfe. Hilfe! Mit Erfolg, natürlich ... Nach nur wenigen Sekunden – eilige Schritte ... Ein energisches, wiederholtes Rütteln an dem Türgriff zu meinem Kerker. Die Tür – sie war verschlossen! Abgeschlossen! Nur weil ich gemäß meiner festen Gewohnheit dummerweise die Tür zum Bad auch diesmal von innen abgeschlossen hatte, war man außerstande, mir spontan eine hilfreiche Hand zu reichen. Sie ...

Meine Frau ... Wer des Nachts derart aus dem Schlaf gerissen wird, wer in Anbetracht eines zwar instinktiv zu erahnenden aber in seiner Stärke keineswegs einzuschätzenden Unglücks im höchsten Maße verwirrt ist, wem sich, wie ihr, situationsbedingt keine Möglichkeit bietet, sich von diesem Schrecken auch nur halbwegs zu erholen, der ist zunächst einmal, davon kann man ausgehen, nicht allein in jeder Beziehung voll und ganz gefordert, sondern verständlicherweise eher überfordert ... Sie griff sofort zum Telefon und alarmierte sowohl den Notarzt als auch, eingedenk der fest verschlossenen Tür zum Bad, obendrein die Feuerwehr.

Die Feuerwehr. Der Notarzt ... Nach einigen vergeblichen Schließexperimenten von der Flurseite der Tür her – für mich eine nicht enden wollende Folge von entsprechenden Geräuschen, die mir nichts Vertrauensvolles signalisierten –, taten die Männer der angerückten Feuerwehr dann schlussendlich das, wozu ich in meiner rasch anwachsenden Ungeduld (nein, das Wort Panik passt hier eindeutig besser!) jene Helfer auch mehrfach und unüberhörbar dringlich aufgefordert hatte: sie brachen den verriegelten Zugang mit brachialer Gewalt auf, um endlich – endlich! – dem inzwischen ebenfalls eingetroffenen Arzt, nebst den parat stehenden Rettungssanitätern der Feuerwehr, Einlass zu gewähren. Die Hilfe, die ich letztendlich so dringend erwartete.

»Zur weiteren Behandlung werden Sie jetzt in ein Krankenhaus gebracht«, so der Notarzt mit ernster und sachlicher Stimme, während er mir vorsichtig (nachdem er mir anfänglich ein Kreislauf stärkendes Mittel injiziert und notdürftig meine Platzwunde versorgt hat) zu einer sitzenden und somit bequemeren Stellung am Boden des Badezimmers verhalf. »Und dort werden wir dann weitersehen.« – Wie nicht anders zu erwarten, konnten die neutral gehaltenen Worten und der emotionslose Gesichtsausdruck dieses Menschen an meiner Seite (beides gehört unumstritten ebenso zu der Profession eines Arztes, wie seine medizinisch fachliche Kompetenz) meinen eskalierenden Gedanken alles andere als stabilisierende Konturen verleihen. –

Dann ... Bis auf meinen linken Arm wollte mir mein Körper inzwischen wieder gehorchen. Letzteres, im Vergleich zum Gewohnten, zwar mehr schlecht als recht, aber für die von mir so sehnlichst erwartete erste Tröstung vollkommen ausreichend. Die sich also indessen aufgelösten Lähmungserscheinungen waren vermutlich in der Hauptsache die Symptome einer mangelnden Durchblutung, waren zwar recht intensive, dennoch aber vorübergehende Taubheitsgefühle, die auf den unglücklichen Umstand zurückzuführen waren,

dass ich, bedingt durch die relativ lange während Bewusst-
losigkeit, eben, analog dazu, zu lange in einer für Muskeln
und Nerven ungünstigen Position verharrte. Und jetzt ...

Jetzt, inzwischen mit dem Rücken gegen die Wand gelehnt
und auf den Fliesen des Bodens sitzend, kehrte die gewohnte
Wärme langsam wieder zurück zu mir, bog schleichend eine
gewisse Behaglichkeit um die Ecke und – ja, kroch immerhin in meine Richtung. Das mir vertraute Leben, es ließ sich
wieder blicken, die Lebendigkeit, der zuvor nichts anderes
übrig blieb, als vorübergehend in einen Tiefschlaf zu ver-
fallen. Gemächlich, sehr, sehr gemächlich, aber immerhin
spürbar, kehrte also das zurück, was man Normalität nennt.
Letzteres, die verhalten fortschreitende Reanimation, galt
aber wie gesagt nicht, von der Schulter abwärts, für meinen
linken Arm – nein, nicht einmal ansatzweise –, der mich das
mittels seiner ängstlichen wie anhaltenden Hilferufe auch
unzweideutig wissen ließ.

Der Transport ... Mit Blaulicht ins Krankenhaus ... Die
weißen Kittel an dem fahrbaren Stationsbett ... »Ihr Kreislauf – er muss wohl auf einen Schlag zusammengebrochen
sein und ...«, hieß es seitens des mich in der Notaufnahme
des Krankenhauses behandelnden Arztes, der sich bezüglich meiner aktuellen Krankengeschichte bei mir, den Umständen entsprechend eingehend, erkundigt hatte. »Ihr
Blutdruck ... Die nur wenige Tage zuvor vorgenommene
Umstellung Ihres blutdrucksenkenden Medikaments – sie
könnte es in dem Fall verursacht haben«, so seine erste, vor-
sichtige Einschätzung. »Sie waren, was die für Sie richtige
Dosis betrifft, möglicherweise noch nicht hundertprozentig
akkurat eingestellt. Es liegt durchaus im Rahmen des Möglichen, dass Sie aufgrund dessen dann leider einen viel zu
niedrigen Blutdruck hatten! Das Risiko ist realistisch. Ein
derartiges Pharmazeutikum kann, sofern nicht ganz genau
angepasst, eine solch unangenehme Wirkung verursachen.

Und obendrein dann vielleicht ihr plötzliches – nach dem stundenlangen Sitzen – viel zu abruptes Aufstehen von ihrem Platz am Schreibtisch. ... Das ...« Mit einem Lächeln sieht er mich an. »Das hat so ein menschliches Herz-Kreislaufsystem nicht gerne.« –

Heute, hier und jetzt, an meinem Platz, wo ich, momentan etwas gedankenverloren, in aller Ruhe am Fenster sitzend frühstücke, wo ich mich, gedankenlos natürlich, um das flüchtige Hinwegfegen einiger Brötchenkrümel bemühe, ja, hier kommt mir nun auch diese jüngst gemachte Erfahrung wieder eine Spur genauer in den Sinn. Die Verarbeitung derartiger Erfahrungen benötigt so ihre Zeit. Das weiß man doch. Das geschieht nicht im Handumdrehen ...

So war es wohl ... Also, mag sein, dass dem so war. Durchaus möglich, dass es sich genau so verhielt, wie es mir meine Erinnerungen gerade recht redegewandt zu diktieren versuchen. Irgendetwas war nun mal der Auslöser für meinen Sturz. Soviel steht fest. – Es gibt Grund zu der Annahme, dass ich bis zu meinem Erwachen rund eine halbe Stunde meines Lebens dort auf den Fliesen verbrachte, und das unter Bedingungen, die ich jetzt, zurückblickend, liebend gerne und sofort gegen die für diese Zeit auch mir gewohnte Bettruhe eintauschen würde. ... In meinem Blut lag ich. In dem Blut, das (das gesamte Gewicht des Oberkörpers auf beiden Armen gelagert und den Kopf in Seitenlage) in jenen verstrichenen Minuten aus der Platzwunde an meiner Stirn geronnen war. Wie gesagt, es mag sicherlich einige lange Sekunden gedauert haben, bis ich nach meinem – ich nenne es mal – *Wiederaufleben* in summa begriff, was für mich im Grunde eher nicht zu begreifen war, ja, bis ich meine überaus erbärmliche Situation, in der ich mich befand, soweit wie es mir meine Verfassung zuließ, langsam realisierte.

Es ist schon ziemlich beklemmend, das kann man sagen, wenn einem so »mir nichts dir nichts« – »wie aus heiterem Himmel«, zutiefst barsch und realistisch, der Stand seiner eigenen (und wesentlich enger als geglaubt gesteckten!) Kraftgrenze vor Augen geführt wird, wenn man völlig ungeschminkt den hauchdünnen »seidenen Faden« zu Gesicht bekommt, an dem das eigene Leben *in Wahrheit* hängt. Ja, es ist in der Tat erschreckend beängstigend, wenn einem plötzlich und schonungslos aufgezeigt wird, wie absolut empfindlich, schutzlos und vergänglich letztlich das menschliche Dasein – die eigene menschliche Existenz! – ist. Vielleicht sind wir Menschen, wir hauchdünnen, überaus empfindlichen Gefäße, überhaupt nicht dafür ausgerüstet, diese nicht gerade vertrauenerweckende Wahrheit zur Kenntnis nehmen zu können. Zumindest, und das wage ich zu behaupten, zumindest sind wir kaum hinlänglich darauf vorbereitet. Oder?

Im Nachhinein, da kann einem all das klar werden, im Nachhinein, ja. Aufgrund solcher oder ähnlich solcher Erfahrungen kann einem die Einsicht kommen, kann man dieser Realität in die Augen sehen. Im Rückblick schon. Und genau an dieser Stelle, an dem Punkt eben, wo die uns jählings überkommende Einsicht übergangslos das Geschehen ablöst, wo sie der zuvor gemütlich im Verborgenen wohnenden Realität ein wahrnehmbares Antlitz verleiht, da vermag uns hilflose Seelen auch nur sehr bedingt das uns altgewohnte Gottesverständnis – sofern wir denn überhaupt nennenswert der Meinung sind, auf jene Gläubigkeit tatsächlich und ehrlich zurückgreifen zu können – hilfreich zur Seite zu stehen. Aus dieser Richtung kommend, erwarten wir eher keine Hilfe. Nein, wo wir doch insgeheim ausreichend verstehen, was da auf breitester Ebene – von uns wie für uns – erfolgreich gespielt wird; wo das unpräzise Erahnen drängt, sich endlich in anschauliches Wissen wandeln zu dürfen.

Den Gott, den wir kennen – das offenbart sich uns schlagartig –, den haben wir uns mit viel Mühe selber geformt. Wir sind nicht etwa die Schöpfung dieses *speziell* gebastelten Gottes – er ist vielmehr unsere Kreation! Insofern ... insofern würden wir uns höchstselbst um Hilfe bitten, was unterm Strich gesehen allerdings doch auch nicht die schlechteste Devise ist. Oder – oder irre ich mich da insgesamt? Mag sein, dass ich mich da täusche. Möglicherweise, und von daher rührt dann wohl mein Unverständnis, möglicherweise habe ich einen wesentlichen Teil von dem ach so oft und gern zitierten Bezug zur Realität auch an dieser Stelle verloren. Ich ziehe das sofort und ohne den geringsten Widerspruch zumindest in Betracht.

Doch ... Doch, von der Stärke, mit der wir Menschen uns ganz gerne immer wieder auf die eine oder andere Art zu brüsten verstehen, vorrangig in den Jahren, die der Jugend gehören, – was absolut verständlich und von daher verzeihbar ist, ja vermutlich innerhalb jener Lebensphase sogar einen nicht zu unterschätzenden, eher im guten Sinne einzuschätzenden, Stellenwert hat –, von dieser Stärke, von dieser Kraft lässt sich mit einem Schlage dann nichts mehr blicken. Letzteres – »mit einem Schlage« – kann hier, allein eingedenk meiner Erfahrung, ironischerweise sogar wortwörtlich genommen werden ... Ahnen wiederum könnten wir Seelen es natürlich ab irgendwann – könnten! Was also ist es, was uns daran hindert?

Wir könnten uns doch später, so im Verlaufe der Jahre, nach jenem Lebensabschnitt eben, den wir Jugend nennen, also, wenn wir uns, in welcher Form auch immer das geschehen ist, etwas mehr Lebenserfahrung errungen und erkämpft haben, durchaus unserer kläglichen Hilflosigkeit bewusst werden, unseres auf Gedeih und Verderb Ausgeliefertsein, das schon. Aber nein, nein, freiwillig jedenfalls erkennen wir das nicht. Ahnungen dieser Art sind uns nicht genehm. Nein, wir mögen einfach nicht sehr lange mit ihnen an einem Tische sitzen. Derartige Vorstellungen werden von uns – ich bleibe gerne bei dem Bild – »empfindlichen Gefäßen« in der Hauptsache rigoros abgelehnt; und egal wie realistisch, wie plausibel ihre Fundamente auch sein mögen. Gleichermaßen bewusst wie unbewusst geschieht auch das in aller Regel. Davon gehe ich aus.

Gewissermaßen ist sie durchaus begreiflich, diese Verhaltensweise. Wie bereits angedeutet: selbst der feinsinnigste Hinweis auf die eigene Endlichkeit ist uns alles andere als ein willkommener Gast in unserem Hause. Diese Realitätsverdrängung – und es ist in der Tat eine Realitätsverdrängung – ist wahrlich eines der ganz großen Kunststücke, die uns Menschen immer wieder aufs Neue perfekt gelingen. Eine auf ihre Weise ganz großartige Leistung ist sie, diese höchst spezielle Ausblendung, eine, die uns einerseits – und in gewisser Hinsicht verhält es sich unbestritten so – sogar zu schützen versteht, indem sie uns nämlich nicht übermäßig bangen lässt, indem sie unsere Ängste auf ein Minimum zu reduzieren versteht, die uns andererseits aber auch, und zwar mit einem ebenso großem Erfolg, verschlagen daran zu hindern weiß, die Kostbarkeit des Geschenks namens Zeit gebührend zu erkennen. Unsere Zeit ...

Nein, wir Menschen sind alles andere als das, das fest zu glauben wir uns gerne selber drängen. Wir sind alles andere als in diesem Sinne stark. Wenn wir uns unsere sogenannte Stärke, unsere Größe – die physische wie die geistige –, unsere Kraft als solche, aus der Nähe betrachten, wenn wir näher an sie herantreten, ihr in die Augen schauen und ihrem Blick keinesfalls ausweichen, dann erkennen wir recht schnell, dass es sich auch hier, nämlich die Annahme, dass sie gewichtig und von daher bedeutend ist, um eine Illusion handelt. Schwach sind wir demgegenüber, schwach und empfindlich. Und in all unserer Schwachheit vermögen wir das nicht einmal rechtzeitig zu erkennen. Anstatt ...

Anstatt immer nur allein an der Zukunft interessiert zu sein, und zwar in der uns so ureigenen Art, generell, stets und ständig, stur wie blind, dem Kommenden, dem »Sankt-Nimmerleins-Tag«, entgegenzurennen, anstatt hartnäckig an den nächsten oder übernächsten oder überübernächsten Tag zu denken, oder gar noch weiter voraus, an irgendwelche ersehnten, weit, weit vor uns liegenden Ereignisse und höchst imaginären Ziele, könnten wir vielleicht gelegentlich eine kleine Rast einplanen, sollten uns vielleicht dann und wann eine überschaubare Ruhe gönnen, könnten uns dergestalt eine freundliche Zeit ... mit dem Jetzt verbünden.

Anstatt ohne jeden Einhalt, höchstselbst pflichteifrig daran mitzuwirken, dass das Hier und Heute, das Jetzt – *unser* Jetzt! –, von den durch die weit geöffneten Schleusentore der Zukunft hereinbrechenden, mächtigen Wassermassen namens Erwartung hoffnungslos überflutet wird, wäre es vermutlich sinnvoller, sich gelegentlich einen Moment dem Stillstand zuzuwenden. Jede einzelne Sekunde ist außergewöhnlich, ist einzigartig, wer wollte das ernsthaft in Abrede stellen. In jedem Moment, jedem Augenblick steckt genau so viel Ewigkeit, wie wir bereit sind, in ihm zu sehen, oder ... oder ist auch das etwa eine Illusion?

Wie auch immer, wir werden noch früh genug *fallen*, so oder so werden wir das. Der Drang, endgültig wieder zurück zu unserem Ausgangspunkt zurückzukehren, zur guten Mutter Erde – und das nicht allein in metaphorisch betrachteter Hinsicht –, der ist uns Menschen unabänderbar auferlegt. Die Tage, die uns bleiben, die sind, schon aus nur geringer Distanz betrachtet, bereits so gut wie verbraucht – und das, ja, und das, bevor wir sie bewusst zu zählen beginnen.

Realität und Illusion

Mein Blick hinaus in die Natur ... Es lässt mich doch immer wieder erstaunen, zu welchen Einsichten man mitunter gelangt, wenn man sich etwas von der Zeit nimmt, die einem zur Verfügung steht, wenn man einige Minuten und Sekunden des Daseins nutzt, um in aller Ruhe seinen Gedanken nachzugehen. – »... möglicherweise habe ich einen Teil von dem Bezug zur Realität verloren.« – Den Bezug zur Realität verlieren ...

Geht das überhaupt – kann man den Bezug zur Realität verlieren? Nein. Unmöglich. Dies ist und bleibt eine absolute Unmöglichkeit! Denn: Als real wird doch das bezeichnet, was *nicht* illusionär ist. Da sich von uns Menschen aber doch das eine (nämlich das Reale) nicht vom anderen (der Illusion) eindeutig unterscheiden lässt, weil beide sich für uns real, im unermüdlichen Wechsel und unterbrechungsfrei fließenden Übergängen, sowohl zu gemeinsamen Wie-auch-immer-Wirklichkeiten vereinen als auch aus diesen Imaginationsbündnissen herauszutreten verstehen, gibt es keine reine – also konsistent widerspruchsfreie – Realität. Nicht für uns und in dem von uns gemeinten Sinne jedenfalls, sondern nur und allerhöchstens den mehr oder weniger erfassbaren Anschein einer solchen Echtheit. Ein Erscheinungsbild, das maximal als Realität zu erdulden, aber niemals als eine Authentizität hundertprozentig zu akzeptieren ist.

Da für uns also nichts – nichts! – was den Namen Realität trägt, unverfälscht authentisch ist, können wir auch keinen Bezug zu dem verlieren, was wir im Sinn haben, wenn wir an das denken, was landläufig irrtümlich als Realität bezeichnet wird. Man kann eben nicht verlieren, was man zu keiner Zeit besaß. Ich denke, das sollte einleuchten. Dessen ungeachtet können wir uns allerdings problemlos und jederzeit gedanklich, bewusst wie unbewusst, verbal und ebenso nonverbal, von dem distanzieren, was wir Erdenbürger hier ganz vorne und dort ganz hinten als Authentizität – als Realität – *meinen* begriffen zu haben. Das ist allerdings ein völlig anderer Ansatz, der auch einen gänzlich anderen Blickwinkel voraussetzt. Wir haben dann aber nicht etwa den Bezug zur Realität, sondern stattdessen zu unseren per Hand geschnitzten Spielregeln und Gesetzen verloren. Das gilt es möglichst zu beachten.

Ebenso wenig, wie es für uns Menschen eine reine Realität gibt, ist für uns Menschen erkennbar, was eine reine Illusion ist. Wie auch sollte das wohl möglich sein? Wie könnte das geschehen, wo wir doch gewohnheitsmäßig als illusionär bezeichnen, was wir scheinbar und fälschlicherweise meinen, mit der Wirklichkeit verwechseln zu können, beziehungsweise, was wir mit ihr bereits verwechselt haben – ein Sein, das wir wiederum als real annehmen. Da aber doch beide, sowohl die Realität als auch die Illusion, gemeinsam unsere Wie-auch-immer-Wirklichkeit bilden, fließend und im Wechsel, liegt es nicht in unserer Macht, die erforderliche Trennung zu vollziehen. Die Tatsache allein, dass wir dem Ergebnis unserer Interpretation letztendlich den Namen Illusion verleihen, ist für eine solche Bestimmung ganz und gar nicht ausreichend.

Das, was wir wahrnehmen, also was wir als Wahrheit annehmen, was wir glauben, als eine Wahrheit identifiziert zu haben, das können wir weder als Realität noch als Illusion bezeichnen, sondern immer nur als eine Formation, die sich stets und ständig von der Imagination *und* dem Sein nährt. Wobei die jeweiligen Anteile zu keinem Zeitpunkt klar erkannt und von daher nicht streng definiert, sondern allerhöchstens kryptisch vermutet werden können. Insofern haben wir es, was die Auslegung unsere Wahrnehmung betrifft, summa summarum mit einem Provisorium zu tun, oder – vielleicht etwas fasslicher formuliert – mit einer geschminkten, zurechtgemachten, verkleideten, ja maskierten Herausbildung von Gegebenheiten, die sich uns infolgedessen nicht rein, nicht sauber, nicht wirklich und somit nicht real erschließt.

Gleichwohl werden wir Menschen, auf unserer Suche nach Wahrheit, sicherlich weiterhin, und das, wie ich vermute, auf unabsehbare Zeit, willkürlich das Sich-uns-Zeigende in Realitäten und Illusionen unterteilen. Nach unserem Einschätzungsspielraum tun wir das, nach unserem Gutdünken, weil wir dergestalt, bewusst wie unbewusst, Spielregeln bedienen, von denen wir annehmen, dass sie für unser ureigenes Dasein nützlich sind. Und ich denke, dass wir in unserem unablässigen Bemühen, Ebenen zu betreten, die wir mit den uns gegebenen Möglichkeiten nicht im Stande sind zu betreten, kaum etwas falsch machen können. Egal, wie man es betrachtet, wir können uns höchstens – für uns wie für unsere Artgenossen – mit diesen unseren ureigenen Realitäten und Illusionen als ein sprudelnder Quell der Verwunderung und Irritation erweisen. Letzteres ist in der Regel auch tatsächlich der Fall. Wer wolle das ernsthaft in Abrede stellen.

All das nun als Wegweiser angenommen (zweifellos passt hier Wegweiser und nicht etwa Realität, Wahrheit oder Tatsache), scheint es mir unumgänglich, unser Wahrnehmungsfundament eher als schwimmend denn als statisch zu betrachten; was eigentlich von untergeordneter Bedeutung ist und – ja – sogar als ziemlich irrelevant bezeichnet werden darf. Ich wollte es auch nur mal kurz erwähnt wissen. Letzteres kann, der genannten Logik folgend, allerdings nur dann so platziert werden, wenn nicht irgendwelche Dogmen im Vordergrund stehen (die per Hand geschnitzten Spielregeln wieder), die sofort einen Wahrheitsanspruch fordern, der sich wie in Stein gemeißelt präsentiert, wie es beispielsweise in der Theologie mit vollendeter Akribie und leider unverbesserlich praktiziert wird. Wo genau das zugelassen wird, ergibt das nicht etwa ein statisches Fundament, sondern eine statische Illusion.

Und wie gesagt – Wegweiser passt. Wegweiser, Touristen- oder Fremdenführer ist aus meiner Sicht heraus durchaus eine adäquate Bezeichnung für das Resultat aus dem, was das Intermezzo zwischen der Realität und der Illusion ergibt. Und mit einem badenden (schwimmenden) Fundament sollte man sich wohl abfinden können; spätestens dann vielleicht, wenn erkannt wird, dass jene auf unserer guten Mutter Erde vorausgesetzte oder angestrebte Statik einfach nicht zu haben ist. Nicht in der wertgeschätzten Form jedenfalls, wie sie von der Spezies Homo sapiens herbei geknetet werden soll. Wir Menschen, wir sind Reisende, sind Touristen auf diesem Planeten – sind Interessierte, sind Suchende, sind Gäste. Wieso wollen wir denn unbedingt auflisten können, wo eine Wirklichkeit endet und eine Einbildung beginnt – umgekehrt ebenfalls –, wieso? Für uns ist alles Existierende unbegreiflich. Letztendlich, etwas über den Tellerrand geschaut und dann näher hingesehen, verhält es sich so.

Anbei: Aus einer gewissen Distanz gesehen, zeigt sich für uns Menschen, bis hin zum völligen Verschwinden, alles gleich. Uns natürlich inbegriffen! Auch wir entschwinden jedem Betrachter, wenn die Entfernung zwischen ihm und uns entsprechend ist. Umgekehrt ebenfalls. Dann werden wir – wir, die wir zweifellos immer noch als existent bezeichnet werden – für jeden Zuschauer illusionär. Ja. Und auch das beruht de facto auf Gegenseitigkeit. Zugegeben, der marginale Punkt, in den sich für die menschliche Wahrnehmung bis hin zur völligen Auflösung alles wandelt, der wird immer noch als real tituliert, jener Fleck (jene Auflösung) kann aber nicht mehr von unseren Sinnen gesteuert als ein Mensch (oder Gegenstand) in unser Bewusstsein dringen. Das ist das Entscheidende. Hier, an dieser Stelle, setzt unsere Erfahrung ein. Hier setzt das ein, was wir meinen erkannt zu haben. Und das gerne auch Hand in Hand mit unseren Mutmaßungen.

Der eine sieht in dem übriggebliebenen Punkt (dem entsprechenden Fleck, dem Rest-Detail) eine starre Leblosigkeit, eher ein Nichts, der andere wiederum meint – ich treibe es mal bewusst auf die Spitze – den jüngst auferstandenen Sohn Gottes zu erkennen, auf den man weltweit doch so dringlich wartet ... Und nein, nein, man sollte keinesfalls etwa in Betracht ziehen, den Versuch zu unternehmen, sich das nun möglichst gegenseitig auszureden. Das ergäbe wahrhaftig keinen Sinn. Denn dann würden nämlich allein unsere ureigenen Realitäten und Illusionen – jene bereits genannten sprudelnden Quellen der Verwunderung und Irritationen in der Summe – eine schrille Party feiern. Sonderlich schlimm wäre das zwar auch nicht, aber in jeder Beziehung überflüssig und auch etwas zeitraubend. Nein, ich persönlich hätte beispielsweise absolut kein Problem damit, wenn der Großteil meiner Nächsten immer noch, wie vor rund 500 Jahren, treu im Glauben, felsenfest der Meinung wäre, dass sich die Sonne um die Erde dreht. Der gute Kopernikus hätte sein Wissen getrost für sich behalten können (und mit seinem Schweigen hätte er sich auch ganz zweifellos viel Ärger und Aufregung erspart).

Wiederkehrende Gänsevögel

Still und gelassen nähren sie sich gegenseitig, meine im Außen ruhenden Blicke aus dem Fenster und meine tief in meinem Innen zurückschauenden Gedanken, die sich mit spielerischer Leichtigkeit im Orbit des Gestern verlieren mögen. Gegenseitig ermöglichen sie sich zuvorkommend ihr Vorhandensein, sind sich während dieser lautlos versunkenen Tanzbewegungen des Geistes durchaus darüber bewusst, dass sie voneinander in Eintracht abhängig sind. – Ich schaue auf die grüne Ebene des Gartens, konzentriere mich jetzt wieder möglichst willentlich auf die gepflegt wirkende Anlage, die von den Gebäuden der Klinik sorgsam in die Arme genommen wird.

»Und – und wie gesagt«, das vor mir, rechts in der Ecke des Tisches sich entspannende Buch bringt sich erneut taktvoll in Erinnerung, »wie gesagt, sie ist fürwahr recht beachtlich, die Tatsache nämlich, dass all die Inszenierungen, die einem Menschen in nur wenigen Sekunden im Kopfe dargeboten werden können, und das in jeder Beziehung tatsächlich überaus deutlich, ihren Ursprung in Erlebnissen haben, deren einzelne Zeitabschnitte gemeinhin Stunden, Tage, Wochen und Monate – nicht selten sogar weit darüber hinaus! – in Anspruch nahmen.« – »Ja«, gebe ich zurück, »ja, genau so empfinde ich es im Moment von Neuem.«

Die Enten, sie haben ihren Besuch wohl beendet. Sie sind fort. Oder doch nicht? Jedenfalls befinden sie sich alle außerhalb meines momentan gewählten Blickfeldes.

Den Raucherpavillon dort indes, den kann ich weiterhin gut ausmachen, ihn, und ebenso die zahlreichen ihn im stetigen Wechsel benutzenden Raucher, deren Zuneigung zu diesem Ort des Treffens zu keiner Zeit merklich abzuebben scheint.

Wie die Pilger auf dem verlassenen Pfad ihrer selbst gewählten Einsamkeit, so ziehen sie samt ihrer träumenden Schatten eigensinnig des Weges, jene Männer und Frauen der Glimmstängel-Fakultät. Sie scheinen auf den seitens der Heilanstalt angelegten *Jakobswegen* – ich benenne es mal so – beständig hin und her zu wandeln. Hin und her, zwischen dem runden Tabak-Thronzelt und dem Gemäuer der Anstalt. Nur – um bei dem Bild der *Wallfahrer* zu bleiben –, dass die Krücken aus verstellbarem Aluminiumrohr den Pilgerstab aus derb geschnitztem Astholz und der designte Trainingsanzug aus Polyester den Pelerinemantel aus grober Baumwolle ersetzen. – Gut, und um jetzt das Schlimmste zu verhindern, und in der guten Hoffnung auf Erfolg in dieser Angelegenheit, gebe ich mir nun alle Mühe, dass mir weitere Vergleiche augenblicklich nicht mehr in den Sinn kommen mögen. Bitte nicht. Irgendwann reicht es.

Auf der Wiese: Goldgelbe Tupfer – gut gelaunt leuchten sie innerhalb des grünen Teppichs auf. Von hier und von dort und von dort tun sie das. Per purem Zufall und nach einem vom Menschen nicht nachvollziehbaren Schema seitens Mutter Natur völlig arglos verteilt, senden sie einen freundlichen Morgengruß an jeden, der es zulässt, dass er zu dieser Stunde und hier und jetzt dergestalt entgegenkommend bedacht wird. Eine wirklich besonders nette Geste; hier, überbracht vom Löwenzahn, der sich so gut wie überall auf dieser Fläche, frei wie frech, selber ausgesät hat und keinen einzigen Zweifel daran aufkommen lässt, dass er im Grunde genommen auch auf dieser Ebene ein – zwar ungekrönter, dennoch aber – König ist.

Ich für meinen Teil, daraus mache ich keinen Hehl, ich kann auch diese Pflanzen recht gut leiden, und es ist mir sehr wohl klar, dass eine stattliche Mehrzahl der Berufs- und Freizeitgärtner (so wie selbstredend ebenso die wackeren Verteidiger des Schreber-Oasen-Grüns) mit Bestimmtheit nicht dazu bereit ist, diese meine aufrichtige Zuneigung mit mir auch nur im Geringsten zu teilen.

»Oh, Löwenzahn! Das hat mir gerade noch gefehlt ...«, so tönt es gewöhnlich unangenehm überrascht, allerhöchst erschrocken und unüberhörbar empört aus diesen Ecken, und: »Oh, Hundeblumen – welch ein fürchterliches Unkraut!«, und: »Oh, wie extrem lästig! Nein, auf Dauer ist das alles kaum noch in den Griff zu bekommen!«

Aber, wie gesagt, ich sehe diese Pflanze eben völlig anders. Ich verweise hier auf mein gutes Recht, ihn, den Löwenzahn (»*Gewöhnlicher* Löwenzahn«, wie ihn, nicht ohne den gewissen Stolz des studierten Fachmanns von Welt, die Botaniker zielgenau zu benennen wissen), hiervon abweichend, ganz anders zu empfinden. Was allerdings damit gemeint ist, also, wovon aus meiner Sicht heraus so überkandidelt gesprochen wird, wenn über das freundliche Gelb des aus vielen länglich gearteten Zungenblüten bestehenden Blütenstandes sinnbildlich »der Stab gebrochen« wird, das ist auch mir ebenfalls hinlänglich bekannt.

Und die vom Baumarkt ausreichend mit Pestiziden ausgestatteten Löwenzahn-Vernichtungs-Nachbarn erklären es in der Regel auch bereitwilligst, und zwar immer wieder spätestens dann, wenn sie sich (in ihrer Eigenschaft als hyperkorrekte und schon von daher bemitleidenswerte Hobbygärtner) wieder einmal gezwungen sehen, über den (mit unerbittlichem Durchsetzungswillen im rechten Winkel gezogenen!) Baumarkt-Verlattungszaun hinweg, jedem der vorbei schreitenden Grundstücksnachbarn wimmernd ihr ausweglos klingendes Oh-Oh-Oh-Leid zu klagen. »Denn, außer der konventionellen, dunkelgrünen Baumarktkonifere, duldet, ja *erträgt* der Bundesdeutsche Gartenbesitzer bekanntlich nun mal kaum noch eine weitere Gattung an Pflanzen«, höre ich mich gerade gedanklich resümieren. »Und unterm Strich betrachtet genießen tatsächlich allein nur genau diese allgegenwärtigen und ebenfalls arg im rechten Winkel gezirkelt angeordneten Nadelholzgewächse den guten Ruf, dass sie sich ganz ausgezeichnet mit den besagten Zäunen zu vertragen wissen.«

Nun, von meiner höchstpersönlichen, also ureigenen und kaum vorurteilsfreien (wieso auch unbedingt vorurteilsfrei?) Einschätzung einmal abgesehen, ich möchte versuchen, da möglichst sachlich zu bleiben: Bei allem Verständnis für *mein* Verständnis, aber so ganz von der Hand zu weisen ist die Abneigung gegen diese Art von Wildkraut ja auch wirklich nicht, und es erfordert vermutlich keinerlei Erklärungen, welcher Gedankengang jetzt diesem Bekenntnis meinerseits zugrunde liegt. Belassen wir es also dabei ... Alldem ungeachtet aber wird meine Einstellung zu diesen krautigen Gewächsen der Mutter Natur, und das sei nun verbürgt, weiterhin merklich von der der breiten Masse abweichen. – Löwenzahn ...

Löwenzahn! Mich beeindruckt nun mal sein nicht zu übersehendes, starkes Durchhaltevermögen, seine überzeugende Unbeugsamkeit, ja seine mutige Entschlossenheit. All das versetzt ihn in die Lage, dass der von ihm erkämpfte Freiraum möglichst lange für ihn erhalten bleibt. Seine enorme Durchsetzungskraft, seine eigensinnig Art, sich – und zwar allen möglichen Widrigkeiten sehr zum Trotze! – in unserer durch und durch technisch orientierten Welt dennoch zu behaupten, und das darüber hinaus noch, und das sollte bitte Beachtung finden, mit einem mondänen, gefälligen und überaus heiteren Antlitz, das das frische, strahlende Gelb seiner Blüten ausnahmslos jedem (auch dem noch so kritischen) Betrachter ohne jeden Argwohn moduliert, das hat sich meine allerhöchste Bewunderung ehrlich verdient. Jawohl!

»Liebet eure Feinde«, mahnte Jesus von Nazareth in seiner im Matthäusevangelium nachzulesenden Bergpredigt seine Zuhörerschaft. So jedenfalls hat man es mich gelehrt – so jedenfalls habe ich es verstanden. »Wie wahr!«, bestätige ich diesen philanthropischen Ansatz, der sicherlich wesentlich leichter auszusprechen als in die Tat umzusetzen ist, »wie wahr! Eine, wenn nicht sogar sehr weise, doch zumindest recht versöhnliche Aufforderung, eine, die sich auf unserem Planeten in jedem Fall der ›Gemeine Löwenzahn‹ erfolgreich zu Herzen genommen zu haben scheint.«

Übrigens – das sei noch kurz erwähnt – kann und will ich nicht glauben, dass außer meiner Wenigkeit nur noch heranwachsende Menschen und Bienen den Löwenzahn zu schätzen wissen (?!). Sind denn tatsächlich alleine noch sie es, die ihm mit Wohlwollen begegnen: die bisweilen schwärmerisch veranlagten Kinder, und das wegen des faszinierenden Fallschirmzaubers, der ihnen (hier und dort erwartungsvoll aus der Wiese gepflückt und dann mit spitzen Lippen sanft aus der *Pusteblume* geblasen) gestattet, diese anmutige Leichtigkeit aus haarigen Flugschirmen über Felder, Weiden und Wiesen schweben zu lassen, sie, die Kinder dieser Welt und die emsigen Honigbienen, wegen des Nektars, der ihren Energiebedarf wiederkehrend sichert? ...

Aber – wie ich es bereits zugegeben habe –, nicht etwa, dass ich für die erklärten Löwenzahngegner keinerlei Verständnis aufbringen könnte. So verhält es sich nämlich nicht. Nein. Nein, das trifft es nicht, wird meiner Einstellung nicht gerecht. Ich vermisse an dieser Stelle eben nur ein bescheidenes, minimales Quantum an Einfühlungsvermögen. Verständnis – wenn man so sagen will – auch für dieses Stückchen Natur vermisse ich. Empathie für das, was jene genannten Widersacher meinen, ebenfalls unbedingt, möglichst rasch und gerne unwiederbringlich – wie vorangegangen bereits leider so einiges von diesem unserem Erdenrund – entfernen zu müssen ...

Den Kaffeebecher in meiner rechten Hand, und das per ansatzweise ausgestrecktem Arm, kurz aber entschlossen in Richtung der grünen Wiese weisen lassen (was hoffentlich nicht etwa wie ein geselliges Zuprosten aussehen mag), erwidere ich mittels dieser kleinen Geste meinerseits den netten Morgengruß der gelben Tupfer. Das, wenigstens das bin ich dem wackeren Löwenzahn meiner Meinung nach hier und jetzt und in dieser Form schuldig! Und sicherlich weiß ich diese spontane Handlung derart zu tarnen, dass ein etwaiger Beobachter – rein zufällig, von einem der im Saale befindlichen Tische aus gegebenenfalls? – diesen meinen Wink innerlicher Verbundenheit nicht unbedingt als einen solchen bemerken muss. Keineswegs möchte ich irgendjemanden der hier Anwesenden unnötig verunsichern. Nein, bitte nicht, und schon gar nicht mit einer offenen Solidaritätsbekundung, die allein einer *gemeinen* Pflanze gilt.

Da – dort drüben: Jetzt lassen sich auch einige der Enten wieder sehen, was erfahrungsgemäß nicht zwangsläufig selbstverständlich ist. Die betriebsamen Raucher lassen sich aktuell ebenso von mir erblicken, beziehungsweise der eine oder anderen Vertreter jenes tief verschworenen Ordens, was – ganz im Gegensatz zum Erscheinungsbild der Enten –, gemäß meiner in diesem Sektor gemachten Erfahrung allerdings absolut selbstverständlich ist. Den soeben aufkommenden Gedanken, die just wiedergekommenen Gänsevögel etwa nun ebenfalls mittels einer flüchtigen Morgengrußgeste per Kaffeebecher zu bedenken, den verwerfe ich sofort wieder. Einerseits kann ich wirklich nicht unfehlbar dafür garantieren, dass ich damit dann nicht tatsächlich doch noch so allmählich innerhalb meiner Nachbarschaft auffällig werden würde, und andererseits – andererseits schaut, und zwar ganz im Gegensatz zum Löwenzahn, keines jener dort durch die Gegend watschelnden Tiere zu mir herüber. Also bitte ...

Buntes Kantinen-Revueprogramm

Auch am heutigen Morgen wird in Abständen der im Speisesaal generierten und durchaus auch zu erwartenden Gesprächskulisse so etwas wie ein jäh in den Raum gepresstes Lachen beigemischt. So lässt es sich jedenfalls von meinem Platz aus bemerken. Es handelt sich (um das momentane Geschehen fairerweise etwas genauer zu bestimmen) um einige hier vorne und dort hinten gespendete Stimmungsspitzen – ich nenne die Beiträge mal so –, die mich tatsächlich eher an kurze hysterische Anfälle denn an überzeugte Fröhlichkeit erinnern. Und mir kommt es vor, als handle es sich immer um dieselben Persönlichkeiten, die mit dieser zwar großzügigen, dennoch aber nicht unbedingt allseits geforderten Stiftung aufwarten (!?).

In jedem Falle handelt es sich hierbei um Menschen, die scheinbar dem inneren Zwang unterliegen, bereits am frühen Morgen schon (und manchmal sogar unmittelbar nach ihrem Erscheinen hier im Saale, gleich nach dem Absetzen des voll beladenen Tabletts auf der Tischplatte, tatsächlich sogar noch im Stehen und – so mein Eindruck – ohne sich auch nur um die Länge einer einzigen Sekunde zu besinnen) uneingeschränkt jede – und wenn ich sage jede, dann meine ich auch jede! – ihnen entgegengebrachte Redewendung als willkommene Grundlage für einen zugkräftigen (phänomenalen, versteht sich) Scherz betrachten zu müssen, als Basis für einen Blödspruch, der dann von ihnen unmittelbar, also sofort, aus dem Handgelenk generiert, sozusagen, entsprechend kurz verarbeitet und als sogenannter *Witz* hemmungslos lauthals in den jungen Tag hinaus gejohlt wird. Und da haben wir sie dann im Endeffekt auch schon, wie sie leibt und lebt, die ausgesprochen freudige Geburtsstunde jener besagten Serie von höchst locker aufgelösten Stimmungsspitzen. Wie schön.

Innerhalb der jüngst vergangenen Tage hatte ich streckenweise die Gelegenheit – allerdings ohne ihr in irgend einer Weise mit dem gewünschten Erfolg hätte ausweichen zu können, also definitiv gezwungenermaßen, sozusagen –, einige dieser wendigen Energiebündel während ihrer nicht zu bremsenden Kantinenauftritte (also, der knallharten Umsetzung ihrer stark karnevalistisch angehauchten Triebhaftigkeit) aus aller nächster Nähe mitzuerleben.

Eigentlich, diese Behauptung wage ich, eigentlich braucht man den von weit hinten mit dem Tablett in den Händen herannahenden Reha-Patienten nur anzuschauen, wobei ein nur flüchtiges Hinschauen zumeist völlig ausreichend ist, und es lässt sich bereits aus der Ferne in etwa erahnen, ja drängt sich als Erkenntnis soweit förmlich auf, was gleich an provozierter, nicht abzubremsender Lustigkeit naht, beziehungsweise, von dorther zu erwarten ist. Doch, ja, man mag es glauben oder nicht, es verhält sich so, wie ich es sage: Auch der entlang der Flure durch Tag und Raum und Tür und Tor wandelnde personifizierte Humor wirft seinen langen Schatten in Selbstzufriedenheit und mit kaum zu übersehender Freude deutlichst voraus.

Jetzt, gerade im Moment: Der zunächst letzte dieser spitzen schrillen Lachlustschreie wurde von dort drüben erzeugt. Von dort, dort, gleich neben dem einen der gleich mehrfach im Raume verteilten Rohrgestell- Kantinenregale auf Rädern, in denen praktischerweise und möglichst eigenhändig der nicht ganz so gehandicapte Rehagast nach seiner Essenseinnahme, und unmittelbar bevor er den Saal zu verlassen beabsichtigt, sein Tablett nebst Geschirr und Besteck hineinzuschieben hat. So jedenfalls die durchaus verständliche Bitte seitens des auf etwas Mithilfe angewiesenen Küchenpersonals, das diesen Wunsch in keiner Weise explizit zu äußern braucht, weil es sich hier um eine Selbstverständlichkeit handelt, die in der Regel stillschweigend erfüllt wird.

Dort, neben der besagten Tablettablage, an einem Ende des parallel zur Wand stehenden Achtertisches, dort hockt die ausgesprochen lustige Person, die in diesen Minuten – und völlig egal, ob sie sich gerade abbeißend, zerkauend, hinunterschluckend oder trinkend ihrer allerersten Mahlzeit des Tages widmet – gönnerhaft einen Witz nach dem anderen in Richtung Öffentlichkeit stiftet. Sie ist mir bereits vom Vortage her bekannt, oder besser gesagt, sie ist mir vorab gestern aufgefallen, diese mopsfidele Dame so um die vierzig, deren Wiege ziemlich eindeutig irgendwo im schönen Sachsenland stand. Und ...

Und was die einen tunlichst vernachlässigen, nämlich das Entrichten eines durchaus angebrachten Grußes, das übertreibt jene Person hingegen vehement – in sächsischer Mundart, versteht sich. Nicht zuletzt von daher hat sie es spielend (besser gesagt: schreiend) erreicht, sofort meine Aufmerksamkeit zu provozieren. Von ihr wird, jedenfalls kommt es mir so vor, jeder Zweite der den Saal betretenden Menschen prompt begrüßt, und das ausschließlich in einer unüberhörbaren Lautstärke. Und da sich ihr Tisch unweit des Ein-Ausgangsbereichs befindet (sie also sozusagen *an der Quelle* sitzt), ebbt ihre selbst auferlegte Begrüßungswut so gut wie nie ab. »Um wie viel mehr über Gebühr munterer muss dieses höchst beschwingte Menschenkind wohl erst sein«, dieser gedanklichen Fragestellung kann ich mich nicht erwehren, »wenn es sich nicht gerade, so wie momentan, mit einem wie auch immer gearteten körperlichen Leiden in einer Klinik aufzuhalten hat.«

»Moin! – Naaa, auch schon wach?«, so klingt es dann uncharmant charmant fragmentarisch. Zumeist – so wie jetzt auch – glänzen dann ihre orange-rostrot gefärbten und schräg seitwärts über die Stirn hängenden Haarsträhnen im grellen Licht der in der abgehängten Decke befindlichen kreisrunden Energiesparlampen. Und kurz nebenbei bemerkt: Für derartig modische Farbprachten entscheiden sich tatsächlich überraschend viele Menschen der Gattung Damen, die sich irgendwann aus den Gegenden, die für uns heute die sogenannten *neuen Bundesländer* ausmachen (DDR sagt man mittlerweile wohl besser nicht mehr?), zu uns gesellt haben. Eine der vielen Tatsachen, die ich allein zur Kenntnis nehme, aber mir kaum einleuchtend erklären kann. Sollte es da tatsächlich irgendeinen logischen Zusammenhang zwischen den weiblichen ehemaligen Bewohnern ostdeutscher Ländereien und der indessen gewählten Haarfarbe »*orange-rostrot*« geben, so will er sich mir anscheinend einfach nicht erschließen.

Ja, und einige Stunden später klingt es dann auch gerne: »Maaalzeit, mein Gutster! Und? Was gibt es Neues von der Front zu berichten?« – Für Minuten weggeblickt, schaue ich kurz erneut zu ihr hinüber: Fest umklammern beide Hände – an deren Finger meiner groben Schätzung nach insgesamt mindestens fünf oder sechs in Form und Farbe auffallend *modische* Ringe stecken – einen Kaffeebecher. Ganz unvermeidlich werden dabei ihre aufgeklebten, in einem Stierblutrot lackierten Fingernagel-Spieße jetzt ins Bild gerückt. »Naaa, wo woll'n wir denn heute noch so stracks drauflos?« Und mit »wir« meint sie zweifellos die von ihr soeben von der Seite her angesprochene Person (eine ziemlich rundliche Frau mittleren Alters, an zwei Krücken, der ganz offensichtlich nicht allein das Fortbewegen, sondern ebenfalls das Luftholen erhebliche Probleme bereitet), deren Eintreffen ihr inmitten der Gruppe von ebenfalls ankommenden Frühstücksgästen nicht entgangen war.

Und immer und immer wieder drängt sich mir wuchtig eine ihrer umfangreichen Tätowierungen in die Aufführung. Gegenwärtig ein Tattoo auf ihrem linken Oberarm. Irgendeine, in Mitteldunkelblau gefärbte *Yin und Yang*- oder Daoismus- Dào- Symbolik, die mich jedenfalls recht stark an die sich zurzeit überall in unser Land einschleichende Kommerzesoterik erinnert. (Religion, oder auch Religionsverschnitt, ist bei uns zurzeit so etwas wie – ja! – so etwas wie eine Modeerscheinung. So lehren es mich jedenfalls meine Beobachtungen. Und sehr besonders *die* Glaubensrichtungen erleben eine solche Fokussierung, von denen in unseren Kulturkreisen eher so gut wie überhaupt nichts näher bekannt ist, und von denen von daher auch kaum jemand etwas Ausschlaggebendes versteht. Oder deute ich das nur falsch?)

Und ja, ein gesächseltes »Wir seen uns!« und oder auch ein »Hald dich wagger!« wird immer mal wieder ungerührt in Richtung Allgemeinheit abgefeuert. Dann und wann auch ein »Mooin!«, was in der Regel später, wie gesagt, zu einem »Maalzeit!« oder – auch nicht zu vergessen – einem »Naabend!« mutiert. In der Sekunde kann ich bezüglich des quicklebendig von ihr in Richtung Eingang gerutschtem »Tach auch!« nur erraten, wer von den neun oder zehn – oder sind es etwa elf oder gar zwölf? – neben und hintereinander die Kantine betretenden Personen sich solcherart angesprochen fühlen darf. Aber, wer weiß, vielleicht handelt es sich in dem Fall ja auch um so eine Art Kollektivbegrüßung, eine, die an die im Jahre 1990 stattgefundene deutsche Wiedervereinigung erinnern soll? Das wäre zumindest eine nette Geste. Doch, vorstellen könnte ich es mir.

Was soll's, was geht's mich an, wieso verfolge ich diese serielle Unterhaltungsformation überhaupt so interessiert? ... Wenn ich all das, heute hier und jetzt, so empfinde, wie es meine kritischen Gedanken gerade zulassen, wenn ich es nicht schaffe, mich, an einem Fenster sitzend, einzig und allein über den sich mir bietenden Ausblick auf eine ansehnliche Gartenanlage zu erfreuen, wenn ich mich durch dies oder durch das oder durch was auch immer von einem guten Frühstück mit Kaffee ablenken lasse, von dem freundlichen wie wertvollen Stückchen Rast und Ruhe, das sich meiner so wohlwollend angenommen hat, ja dann darf – dann müsste! – ich mich doch selber fragen, ob ich nicht wieder einmal das Opfer meiner eigenen, vermutlich stark übertriebenen, Sichtweisen bin. Weshalb tritt hier nicht unaufgefordert, als mein Schutzschild sozusagen, eine Abgrenzung statt? Eine Abgrenzung, die das Störende vom Erholsamen konsequent zu trennen versteht, eine Abgrenzung, die diese meine mehr oder weniger eingreifende Ironie somit absolut entbehrlich macht, eine, die den stillen Genießer in mir auf keinen Fall in einen Lästerer wandelt.

Warum nimmt meine Sichtweise, und wenn auch nur so ganz nebenher, klammheimlich, wenn man so will, ebenfalls stets und ständig auch das wahr, was ich eigentlich ablehne, was ich keinesfalls wahrnehmen will, ja, warum nur? Gut, eventuell ist ausgerechnet mir, womöglich irgendwo und irgendwie mentalitätsbedingt, an diesen Stellen eben keine Trennung vergönnt, ich meine, keine rein gütliche. Vielleicht gehört aber auch das eine mit dem anderen untrennbar zusammen. Vielleicht – vielleicht gebiert ja das Nachteilige und Ungünstige letztendlich das Erfreuliche. Möglicherweise allein schon durch die nur dann aufkommende Gelegenheit des Vergleichs? (Unweigerlich sehe ich soeben einen Wassertank-Anhänger ziehenden Traktor auf eine durstige Linde zufahren und ...) – Wie dem auch sei, man mag nun denken, prognostizieren, anklagen oder entschuldigen, wen, wie und wann man will, aber was den heutigen Morgen anbelangt, so reichen mir diese, in mein imaginäres Reha-Tagebuch-Gesprächsprotokoll gesammelten Einträge jedenfalls völlig aus. Völlig!

Anbei und ganz kurz noch einmal zurück zu meinen Wahrnehmungen, und zwar denen, denen ich naturgemäß kaum aus dem Wege gehen kann: Dem ganz unbestritten hohen Unterhaltungswert solcher kostenlosen Inszenierungen von Humor sehr zum Trotz (dem einen oder anderen meiner Zeitgenossen mag das sicherlich gut gefallen, oder zumindest absolut normal erscheinen) – hier aus dem Stegreif inszeniert seitens jener am Ende des Achtertisches hockenden Persönlichkeit –, kann ich letzten Endes dennoch auf ein derartiges Reha-Kantinen-Revueprogramm problemlos verzichten, jawohl, und das nicht nur heute. Und es ist mir in dem Zusammenhang ein erfreulicher, tröstender Gedanke, dass sich längst nicht alle meiner temporären Tischnachbarn hier in dieser sonderlich *spendablen* Weise geben. Und nicht nur das: Dass ich es nicht alleine bin, der angesichts solcher frühmorgendlichen Aufführungen so denkt und fühlt, wie ich denke und fühle, das kann ich gelegentlich, wenn ich mich hier in der Runde umschaue, aus dem einen oder anderen Gesichtsausdruck deutlich herauslesen. Ich kann es den ohne jeden Zweifel gut zu deutenden Minenspielen entnehmen, die sich mir unverkennbar als nonverbale Reaktionen auf eben jene *fröhlichen* Aufdringlichkeiten offenbaren.

Ja, und wenn ich hier und jetzt ausgerechnet nun *das* für mich meine hervorheben zu müssen, was doch eher die Ausnahme ausmacht, dann ist dafür – ich denke, es schadet nicht, wenn ich mich selbst noch einmal darauf hinweise – hauptsächlich eine meiner vielen, vielen Marotten schuldig zu sprechen. (M)ein lästiger Fimmel nämlich, der mich stets dazu zu überreden versteht, immer und immer noch etwas genauer als üblich hinzuschauen, ja in Zeit und Ewigkeit eine klitzekleine Wenigkeit eingehender zu beobachten. Für jeden, der an dieser, wie ich leider vermuten muss, unheilbaren Erkrankung leidet, bedeutet das mitunter eine im höchsten Grade lästige Last. Auch dessen darf man versichert sein.

Kumuluswolken und Löwenzahn

Jetzt, wo ich sowohl meine Scheibe Schwarzbrot als auch eineinhalb Rundstücke (oder sagt man in unseren Breiten vielleicht doch besser »Brötchen« – auch das habe ich leider noch nicht ausreichend ergründet) gegessen und auch einen Becher Kaffee getrunken habe, kann ich für den heutigen Tag das Frühstücken als vollbracht bezeichnen. Und ganz abgesehen davon ist das Hinwegfegen der lästigen Backwarenkrümel von meinen Hosenbeinen ohnehin das sichere Zeichen dafür, dass die Hauptrunde dieser morgendlichen Zeremonie für mich spätestens ab diesem Zeitpunkt so gut wie gelaufen ist.

Und dennoch, dennoch – einen zweiten Kaffee hätte ich jetzt doch noch gerne; mindestens einen zweiten, unmittelbar nach dem Frühstücken, auch eine von den alten und mir sehr lieb gewordenen Gewohnheiten, die ich nicht zu reformieren gedenke. Als krönenden Abschluss, sozusagen. Ab dann einfach nur noch für einige stille Minuten so dasitzen und mit einer Tasse Kaffee in der Hand nahezu bewegungslos aus dem Panoramafenster hinaus auf den Tag schauen möchte ich, auf den Tag, der seine Anlaufphase ebenfalls ganz unbestritten bereits hinter sich gelassen hat. Auch inmitten eines Trubels – und ganz egal, aus was auch immer er zurzeit bestehen mag – solcherart nur für sich und mit sich allein zu sein, auf reinweg nichts mehr von dem Durcheinander Acht geben zu müssen, das hat schon was. Nur ganz allein für sich dasitzen. Keiner unerwünschten Ablenkung eine Möglichkeit des Eintritts gewähren.

Und so kauzig es auch klingen mag – ich erlaube mir, es offen heraus zu sagen: Nicht zuletzt denke ich dabei tatsächlich auch an das Aufschneiden und Belegen von widerspenstigen Frühstücksbackwaren (denen es ja, wie gesagt, immer irgendwie zu gelingen scheint, so etwas wie ein Eigenleben zu entwickeln), beziehungsweise an das eng mit jener Tätigkeit im Zusammenhang stehende, aufdringliche Zusammenfalten und Wegwerfen von einem kleinen, eckigen Schnippel fettigen, goldenen Stanniolpapiers, das es kaum zulässt, dass man sich dabei nicht sämtliche Finger über alle Maßen mit einem sich niederträchtig gebärdenden Restbutterfilm beschmiert. All das gehört – dem Himmel sei Dank, sofern er sich denn auch in dieser Angelegenheit angesprochen fühlt – zunächst einmal für eine kleine Ewigkeit der Vergangenheit an.

Gut – apropos »einen zweiten Kaffee für mich« –, mein Interesse gehört jetzt vorläufig in vollem Maße dem Automaten, der mir jenen Wunsch erfüllen soll, genauer gesagt zunächst einmal der Beantwortung der Frage, ob, und wenn ja, wie viele Wartende zurzeit vor diesem blechernen, aber relativ sinnvollen Roboter eine Menschenschlange bilden. Ich blicke hinüber: kein Problem! Gerade mal vier oder fünf Anwärter lassen sich von meinem Platz aus dort ausmachen. Vielleicht sind es auch sechs!? Genauer erkennen kann ich es nicht. Die durch den Saal in sämtliche Richtungen schwebende Menschenmenge ändert auch an diesem Bereich des Saales ständig ihr Erscheinungsbild. Aber gut, was sich dort hinten zeigt, das verträgt sich gerade noch soeben mit meiner Bereitschaft, mein Vorhaben sofort in die Tat umzusetzen.

Mit dem Becher in der Hand erhebe ich mich von meinem Stuhl und mache mich auf den Weg zu der Apparatur. »Solange sich das von mir zurückgelassene Tablett noch auf dem soeben von mir verlassenen Tisch behauptet, also, wenn es bis zu meiner Rückkehr zwischenzeitlich von niemanden weggeräumt wurde, was in Anbetracht der kurzen Zeitspanne eher unwahrscheinlich ist«, und dieser Gedanke unterstützt meinen Entschluss, »solange gilt der von mir nur kurzzeitig verlassene Platz klipp und klar als besetzt (und nicht zu vergessen – mein Buch, das auf dem Tische liegend ebenfalls ein deutliches ›Besetzt‹ ausspricht, und das ich bei meiner Rückkehr wieder genau dort vorzufinden hoffe)!«

»Auch dieser Platz ist vorübergehend Privatsphäre!«, eine der Spielregeln, die man immerhin auch hier in diesem Refugium kennt und, was mich allerdings immer wieder in Verwunderung versetzt, die mit nur wenigen Ausnahmen tatsächlich auch akzeptiert und eingehalten wird. – Doch, wenn ich am heutigen Morgen noch etwas bleibe, dann möchte ich auch möglichst genau *diesen* Platz an *diesem* (meinem!) Zweiertisch behalten. Bietet er mir doch gegenwärtig, selbst in meiner momentan etwas absonderlichen Situation, nahezu alles, was ich von einem Ort erwarte, an dem ich einen zweiten Morgenkaffee genießen möchte.

»Kein Zweifel, so lässt es sich leben!« Für einen kurzen Moment spiele ich tatsächlich mit dem verwegenen Gedanken, zusätzlich meine Beine bequem auf der Sitzfläche des mir gegenüber befindlichen Stuhls zu lagern, was eigentlich niemand bemerken würde, nein, da sich das Ergebnis dieser Kühnheit weitestgehend unter dem Tisch – ergo für etwaige Blicke aus meinem näheren Umfeld verborgen – präsentierte. Die Gemütlichkeit würde das jedenfalls ganz klar aufwerten. – Aber nein, nein, besser nicht. Man kann es mit der Bequemlichkeit auch übertreiben. Für die ureigene Bequemlichkeit die Beine in einem Speisesaal auf einem Stuhl ruhen zu lassen, das *gehört* sich einfach nicht. Das ginge einen Schritt zu weit. Zwar handelt es sich hier bei Weitem nicht um ein distinguiertes Restaurant, das zwar nicht, aber dennoch ... Nein, das nun sollte ich wirklich nicht weiter in Erwägung ziehen.

Mit dem festen Vorsatz, das noch eine gute Weile in dieser Form zu tun, sitze ich seit einigen Minuten, mit der knapp bis unter den Rand gefüllten Mug in der Hand, wieder auf dem von mir vorübergehend zum Lieblingsareal (Lieblingsareal – was für ein schreckliches Wort!) erkorenen Platz und lasse, wie mit mir zuvor auch verabredet, vorrangig durch die große Glasscheibe auf den den Rasen umsäumenden Weg schauend, das Leben und Treiben im Draußen auf mich wirken. Das sollte, was die momentan von mir gewünschte frühmorgendliche Gemütlichkeit betrifft, wohl vorerst ausreichen.

»Und tatsächlich – tatsächlich nicht einen einzigen Tropfen überschwappen lassen!« Nicht ohne eine gewisse Zufriedenheit, begutachte ich kurz die ganz offenbar rundum vollkommen unbefleckte Außenseite des Bechers, an der mich nämlich die Entdeckung von tropfenförmig am Porzellan hinabfließenden Kaffees (der aufgrund des erwärmten Porzellans natürlich auch sehr dazu neigt, an selbigen rasch anzutrocknen) nicht im Mindesten gewundert hätte. »Keine schlechte Leistung, eine, die aus der Konstellation heraus alles andere als erwartungsgemäß ist.« Der Transport dieses pechschwarzen Genussmittels, das die Hähne solcher automatischen Zapfanlagen (und egal wo sie stehen!) nur zu gerne erbarmungslos bis nur wenige Millimeter unter den Rand bemessen liefern – grenzüberschreitend, sozusagen –, ist bei mir nicht selten zumindest mit einer einmaligen, dafür aber mehr oder minder nicht zu übersehenden Überflutung verbunden. Wobei, was problemlos nachvollziehbar sein sollte, wobei die Länge des zurückzulegenden Weges (vom Automaten bis hin zu dem erwählten Sitzplatz) naturgemäß einen ganz wesentlichen Einfluss auf diese *Deichbrüche* hat, und dass Letzteres insbesondere für einen körperlich beeinträchtigten Menschen gilt, das versteht sich ebenfalls von selbst.

»Die Energie«, so das mir gegenüberliegende Buch, das sich immer noch, mit dem Lesezeichen zwischen den Seiten und mit dem Titel nach unten, zusammengeklappt in der rechten Ecke des Tisches entspannt, »die Energie, die nicht nur den menschlichen Körper sich fortbewegen lässt, sondern damit einhergehend nahezu alle Teile von ihm mehr oder weniger intensiv speist und durchdringt und belebt, die Kraft, die nicht allein mittels Beinen und Füßen das Setzen der Schritte ermöglicht, sondern damit im engen, nicht zu trennenden Zusammenhang auch über Schulter und Arme die Hände anspricht, die provoziert auch einen von den Fingern gehaltenen Becher und ...« –

»Ich weiß«, unterbreche ich meinen für mein Dafürhalten nun aber etwas zu altklugen Lehrer, »ich weiß. Auch diese Unterrichtsstunde können wir beide uns bitte getrost ersparen! Und jene Energie ...«, vervollständige ich sofort die eigentlich an mich gerichtete Belehrung, »jene Kraft lässt den dort hineingegebenen Kaffee innerhalb seines runden Raumes mit jedem Schritt und Tritt, im Großen und Ganzen in alle Richtungen drängen, was, je nachdem wie kontrolliert (unkontrolliert) der Bewegungsablauf des menschlichen Körpers ausgeführt wird, eben genau das zur Folge hat, was so überaus passend ein ›Überschwappen‹ genannt wird.«

»Und klar ...«, mein Blick richtet sich auf das Lesezeichen, das immer noch unverändert nur wenige Millimeter zwischen den Seiten hervor lugt, auf das längst abgegoltene Eintrittsbillett der Hamburger Kunsthalle (Paul Klee im Jahr 2013, meine ich mich jetzt zu erinnern), »klar, ein Mensch, der sich aus gutem Grunde ganz gezielt damit beschäftigen muss, so gut wie irgend möglich die Auswirkungen seiner noch nicht vollständig aufgelösten

Lähmungserscheinungen zu kompensieren, dessen Bewegungsabläufe lassen – ganz vorsichtig formuliert – in jeder Hinsicht zu wünschen übrig, was sich dann auch an dieser Stelle leider noch einmal bestätigt.«

»Es ist schon bemerkenswert«, gestehe ich mir ein, »wirklich, äußerst bemerkenswert. Wenn man erst einmal in einer solchen Institution als Patient abgeliefert wurde, aufgenommen für rund drei Wochen, weil der eine oder andere Körperteil nicht mehr so recht mit der Erfüllung seiner Aufgaben zurechtkommt, weil man, kraftlos in den Armen und wackelig auf den Beinen, höchst verunsichert durch die Gegend tapst, dann wird selbst so ein zwar gelungener, aber eben doch recht kleiner, läppischer Balanceakt (mein Gott: vom Automaten den kurzen Weg zurück zu meinem Platz, lediglich mit einem vollen Kaffeebecher in der Hand – worüber reden wir?) zu einer bewundernswerten Übung hochstilisiert, ja wird zu einer beachtlichen Leistung gekürt, zu einem Erfolg, der allerdings in der Regel einzig und allein von einem selbst (an)erkannt und sofort mit einem entsprechenden innerlichen Applaus quittiert wird.« –

Man wird eben wieder ein geringfügiges Quäntchen demütiger ... vielleicht. Zumindest bekommt man wieder einmal die Gelegenheit, es zu werden. »Der längere Aufenthalt hier, der erzieht gewissermaßen den Menschen, der eben nicht mehr ganz ›der Alte‹ ist, zu einer gewissen Bescheidenheit. Das kann man so stehen lassen. Das lässt sich nicht bestreiten. Zumal, und diese Ungewissheit spricht ein gewichtiges Wort mit, zumal es sich nicht unbedingt immer zufriedenstellend einschätzen lässt, also, nach Möglichkeit beruhigend, wie lange jener leidige Zustand – eben nicht mehr ›der Alte‹ zu sein – anzuhalten gedenkt, ja in welche Richtung er sich wendet, falls er sich wendet ...« – Nichtigkeiten, die ich da überdenke? Gegebenheiten, über die man keinen Gedanken verschwenden sollte, weil sie eher nicht erwähnenswert – nicht der Rede wert sind? Mag sein, dass das eine Einschätzung ist, die eine Daseinsberechtigung hat, das mag durchaus sein. Aber ...

Aber unser Leben, es besteht nun mal zu einem großen Anteil aus einer Folge gemeinhin flüchtiger Nichtigkeiten, besteht aus einer Aneinanderreihung von mehr oder weniger langen Momenten, denen wir, aus den unterschiedlichsten Begründungen heraus, kaum eine Beachtung einräumen. Unser Dasein besteht aus unterschiedlich währenden Augenblicken, die wir unbedarften Seelen, bewusst wie unbewusst, selber einschätzen und gerne möglichst ganz im Sinne unserer ureigenen Vorstellungen entsprechend bewerten. Und sehr vermutlich ist anscheinend nichts nennenswert subjektiver und auch flüchtiger, als jenes Verhältnis zu diesen, aus unserer Sicht heraus wirr durcheinander schwebenden – ja gar fliegenden – Realitäten unseres Erdenrunds. Zugegeben, ob nun allerdings der kleckerfreie Transport (m)eines zweiten Morgenkaffees in dem Zusammenhang real erwähnenswert ist, naja, das ... Egal – man merke sich gefälligst: »Auch darüber wünsche ich im Augenblick keine Konversation zu führen. Nein! Nein, weder mit dem vor mir auf dem Tische liegenden Buch, noch mit mir selber.«

Soweit mein Ausblick es hier von meinem Platz aus zulässt, residiert über dem Ort ein recht klarer, strahlend blauer Himmel, einer, der sich, wie die zurzeit zu beobachtende Wetterlage es vermuten lässt, nicht allein auf die unendlichen Höhen über dem parkähnlich angelegen Garten hier beschränkt, der sich mir am heutigen Morgen so angenehm abwechslungsreich präsentiert. Aber hier, weit, weit oberhalb der Dächer der ringsum liegenden Gebäude, genau hier ist dieser Himmel das Pendant innerhalb eines harmonischen Zusammentreffens. Hier erfreut mich diese grenzenlose Ausdehnung, als das zweite Element einer sanften, friedvollen Handreichung, wird sich mir vorstellig, als – wieso sollte ich den Vergleich nicht zulassen –, wird sich mir vorstellig als der sich noch etwas zu schüchtern zeigende, still nach Vereinigung sehnende Liebhaber der erfrischend saftig grünen Rasenfläche.

Und in diesen hohen Lagen schweben sie von Winden getrieben durch das Blau, diese überaus riesigen Wattebäusche, die es lautlos gen Westen zieht. Vereinzelt wie in enger Verbundenheit, von lokal begrenzten Aufwinden vertrauensvoll getragen, reisen sie in ihrer Würde stumm dahin. »Reisende Kumuluswolken«, so meine Gedanken. »Schäfchenwolken«, wie sie unsere Kinder nennen dürfen, die mit strahlenden Augen zum Himmel blickenden Mädchen und Buben, die sich sofort mit ihnen anzufreunden verstehen, und das ganz sicher nicht zuletzt deshalb, weil sie sich ihrer erhabenen Schönheit wie selbstverständlich bewusst sind. Wolken – gemächlich, ganz geruhsam, segelt eine erholsame Lautlosigkeit mit ihnen in das Nichts hinein. Wolken ... Diese wundersamen Spender der mit nichts und gar nichts zu vergleichenden dahinziehenden Ruhe, einer Ruhe, die jene gigantischen Formationen als Bote der Besinnlichkeit immer dann gerne für unseren Planeten entsenden, wenn sie sich eben *nicht* (und in den Fällen freilich überwiegend in den unterschiedlichsten, und gerne auch bedrohlich wirkenden, Grautönen gekleidet) für einen ihrer feuchten Niederschläge entschieden haben.

Ebenso wie der Löwenzahn, das gebe ich zu, gehören auch die Kumuluswolken zu meinem engsten Freundeskreis. Mit den Letztgenannten, mit den Wolken, bin ich allerdings weitaus länger befreundet, genauer gesagt, bereits von Kindesbeinen an. Wolken ... Diese verlässlich treuen und imposant stolzen Zeppeline der Lüfte, diese vertrauenswürdigen Repräsentanten unangreifbarer, übermächtiger

Naturkräfte, in deren Richtung ich als kleiner Junge, geradewegs und absolut erfüllt von tief glühender Hoffnung, meinen »Wolkenstürmer« lenkte, meinen sechseckigen Drachen aus hellblauem, eigentlich für den Zweck viel zu dicken Packpapier – so meine Erinnerungen –, den ich gemeinsam mit meinem Großvater eigens per Handarbeit zusammengeklebt hatte.

Himmel, wie habe ich mich als Kind genau nach dieser Art von Freiheit gesehnt, einer Freiheit, die ich letztlich allein unserer kleinen Papierfliegerkonstruktion ermöglichen konnte. Das dünne Seil, das – möglichst bis auf den allerletzten Zentimeter ausgelassen – die Entfernung zwischen mir und ihm fest in Grenzen hielt, das war von recht überschaubarer Länge, wie es sich wohl auch denken lässt. Es war damals eben alles etwas kleiner als heute, etwas kürzer und – ja, etwas bescheidener. Und nicht nur die Drachenschnüre ... ohne erhobenen Zeigefinger sage ich das, ohne Missmut, ohne ein Nachtrauern. Es hat eben alles seine Zeit. Daran wird sich auch künftig nichts ändern.

Und dennoch, dennoch war mein Wolkenstürmer für mich inmitten der hoch über mir hinweg ziehenden Wolken. Mittendrin! Für mich hat er sein Ziel immer erreicht! Daran zweifelte ich keine einzige Sekunde. Daran hege ich auch heute keinen Zweifel. Ja und von dort oben, aus schwindelnder Höhe und freundlich lächelnd zu mir weit hinabblickend, während er, vor unbegrenzter Kraft stets aufgeregt zappelnd, mehrfach und großmütig ein riesenriesengroßes, unübersehbares »S« in die Sphäre schrieb, von dort herab hat er mir manchmal Näheres von den Wolken zugerufen, denen er ja immerhin recht nahe war und die ihm einiges berichteten. Ich übertreibe nicht. Es verhielt sich so, wie ich es sage. In diesen glücklichen Minuten durfte er mir sogar – mit ihrer Erlaubnis, versteht sich! – einige ihrer streng gehüteten Wolkengeheimnisse anvertrauen. Vertraulichkeiten, von denen mir jede einzelne bis auf den heutigen Tag in guter Erinnerung blieb, und die ich nun ebenso achtsam behüte, wie es die Wolken – mit nur sehr, sehr wenigen Ausnahmen – zu tun pflegen.

Diese besondere Liebe, diese starke Hinneigung zu den Wolken, die habe ich mir all die vielen Jahre hindurch sicher bewahren können. Hingegen ist meine Empfindung dem besagten Wildkraut gegenüber vergleichsweise neu. Die musste erst einmal wachsen. Die musste sich der Löwenzahn von Anfang an, Schritt für Schritt sozusagen, erst mühselig verdienen. Das konnte ich ihm nicht ersparen. Ganz so schnell vergebe ich nämlich keine Freundschafts- und schon gar keine Liebesbekundungen. Ich bin da eher vorsichtig. Aber das ist ein anderes Thema. Ein ganz anderes. – Und auch dazu falle ich jetzt meinen wieder einmal weit vorauseilenden Gedanken rigoros ins Wort. Genau an dieser Stelle erlaube ich mir, sie vorerst zu stoppen. Hier unterbreche ich also den von ihnen eingeschlagenen Pfad, halte es für geboten, den Ausgang des sich langsam anbahnenden Dialogs vorerst auf unbestimmte Zeit zu vertagen.

So verhält es sich gemäß meiner Erfahrung mit den Gedanken: Gewährt man ihnen freien Lauf, so bewegen sie sich gerne, mit unglaublicher Leichtigkeit immer schneller werdend, frei in alle nur möglichen Richtungen ... Rasch in die Lüfte steigende Luftballone von unterschiedlichster Größe, gefüllt mit dem Edelgas namens »Zwiegespräch zwischen dem Außen und dem Innen« – wie zu erwarten, trägt eine frühmorgendliche Himmelsphäre erheblich zu derartigen Wandlungen bei, wenn sie sich so souverän zeigt, wie sie es augenblicklich für richtig hält. Und nein, selbst die von mir mit Bedacht gewählte Formulierung »souveräne Himmelsphäre« wird ihr keinesfalls gerecht. Nicht vollends, nicht mit Herz und Seele.

»Würde es demzufolge vielleicht besser passen«, frage ich mich, »wenn ich die vor mir liegende Grünfläche (also die Stimmung, die sie auf einfachste Weise zu entfachen versteht), auf die ich mit Freude und Zufriedenheit schaue, als *ausgeglichen* bezeichne? Mag sein. Eine andere, geeignetere Diktion als *ausgeglichen* wird mir hierzu gegenwärtig auch nicht vorstellig.« ... Den Löwenzahn, da bin ich mit mir selber einig, den Löwenzahn bezeichne ich aus einer inneren Überzeugung heraus als frech. Frech – damit ist im Grunde tatsächlich bereits alles gesagt! »Frecher Löwenzahn!«, das passt zweifelsfrei absolut ...

Die auf ihre Weise wieder einmal außergewöhnlich friedlich und malerisch wirkenden, dennoch aber ebenso effektvoll kräftig und dabei überaus ausgewogen ineinanderfließenden Farbgebungen jenes mir momentan so ausgesprochen freundlich entgegenkommenden Trios (die Wolken, die Wiese, der Löwenzahn), die bravourösen Schattierungen des Lichts und Tönungen jener Bande, die in ihrer Verbundenheit zweifellos selbst jedes noch so perfekt geschaffene Gemälde alter holländischer Meister des siebzehnten Jahrhunderts weit, ganz weit hinter sich stellen – es will mir so vorkommen ... Es will mir fast so vorkommen, als ob, ja, als würden sich diese fulminanten Geschwister am heutigen Morgen ganz alleine für mich, für mich, den Reha-Gast Emil Lexa, so schwer ins Zeug legen. Denkbar wäre es immerhin. Jedenfalls gefällt mir dieser Gedanke; ich werde ihn so stehen lassen. Und – und wer, bitteschön, wer wollte hier und jetzt den Versuch unternehmen, Gegenteiliges unter Beweis zu stellen? Wer? Jetzt bitte hierzu die Wortmeldungen!

Zu meiner inneren, still stummen Verwunderung, auch etwas überraschend, wenn man so will, zitiert mir mein anscheinend für Erinnerungen sensibilisierter Sinn jetzt hierzu noch den Schriftsteller Arno Schmidt, der in *Seelandschaft mit Pocahontas* jenen aus meiner Sicht sehr,

sehr großartigen Satz niederschrieb: »So mild war die Luft, dass man hätte Cremeschnitten damit füllen können ...« – »Aber nein, nein. Nein, das muss nun wirklich nicht sein! Bitte nicht gleich so ausschweifend übertreiben, ja!« Sofort weise ich auch diesen meinen Gedanken zurück in seine Schranken. »Die Aprilsonne«, möchte ich mich nun vorsichtig belehren, »die Aprilsonne, sie gibt sich zur Stunde zwar alle Mühe, doch, das kann ich schon zugeben, aber, aber darf's nicht bitte etwas weniger sein? Muss man denn wirklich gleich so übersteigern? ›Cremeschnitten damit füllen können‹ ... Ganz so lind ist die Luft nun auch wieder nicht.« Der gute Herr Arno Schmidt muss da sicherlich, zumindest was die von ihm empfundene Großherzigkeit der Luft betrifft (hier den Gemütszustand, den zu erzeugen sie imstande ist), möglicherweise zwar Ähnliches, letztlich dennoch anderes erlebt haben, als ich es hier und jetzt am eigenen Leib erfahre. Davon gehe ich ordnungshalber ab jetzt aus.

Entgleitende Essbestecke

Was nun meine Wiederherstellung anbelangt, »meine Genesung«, wie es das medizinische Fachpersonal hier fortwährend trostreich zu nennen pflegt – und schlussendlich ist jener Prozess ganz zweifellos auch aus meiner Sicht heraus der alleinige Grund meines Aufenthaltes in dieser Klinik! –, so kann ich Fortschritte verzeichnen. Jawohl! Zwar handelt es sich eher um recht kleine Schritte, aber immerhin um welche, die mich sowohl angenehm fest als auch äußerst geduldig an die Hand zu nehmen verstehen und ganz unzweideutig in die richtige Richtung führen. Das kann von mir nicht anders berichtet werden.

Das, was hier von dieser oder jener, mehr oder minder großen – nennen wir es meinetwegen – »Unannehmlichkeit« begleitet wird, und auch hier handelt es sich unanfechtbar um (m)einen subjektiven Eindruck, das führt mich im Endeffekt genau zu dem Zielbahnhof, zu dem ich, und zwar in guter Hoffnung, kurzentschlossen mein *Billett* gelöst hatte. Der Umstand, dass sich die Wegstrecke des Besserungsprozesses zwischendurch immer mal wieder etwas holperig und auch etwas länger als von mir erhofft erweist, der offenbart sich mir letztendlich aber immer irgendwie als kooperativ, zeigt sich sozusagen für einen durchaus denkbaren und auch akzeptablen Kompromiss jederzeit zugänglich.

Und – und was bitte, sollte ich mehr wollen? Was bitte dürfte ich obendrein noch erwarten? Was könnte ich noch zusätzlich freundlich erbitten oder gar mit ernster Miene fordern? Die fünf Finger meiner linken Hand signalisieren unzweideutig ihre Bereitschaft, mir von Tag zu Tag immer ein klein wenig mehr zu gehorchen. Das bekomme ich in der Routine des Klinikalltags deutlich zu spüren. Und die Tatsache, dass mir noch vor nicht allzu langer Zeit, und wie ich vermute, werde ich das so schnell nicht vergessen, während des Essens mehrfach Messer, Gabel und Löffel meiner völlig kraftlosen linken Hand entglitten – was nunmehr glücklicherweise unwiderruflich der Vergangenheit angehört –, die lässt mich diesen Verlauf natürlich besonders schätzen.

Wer das nicht einmal in Person erlebt beziehungsweise am eigenen Leibe gespürt hat, nämlich wie es ist, wie es sich real *anfühlt*, wenn sich die einem zur Verfügung stehende Kraft des Körpers, die Vitalität des Muskulatur- und Nervensystems tatsächlich als absolut nicht ausreichend erweist, um über den überschaubaren, für die Einnahme einer Mahlzeit erforderlichen Zeitraum hinweg auch nur die Hälfte eines völlig normal gewichtigen Essbestecks zu halten, der kann all das – die mit diesem ungewohnten, höchst entwürdigenden Kampf ganz zwangsweise zahlreich verbundenen Unannehmlichkeiten! – sicherlich nicht ausreichend nachvollziehen. Und das ist auch gut so. Auf Erfahrungen wie diese kann ein jeder Mensch anstandslos verzichten.

Hier angekommen und einquartiert, ist man für jeden der von mir genannten Fortschritte dankbar, ist man glücklich, über jeden noch so kleinen Wegweiser, der den Pfad zurück zur vermissten Gewohnheit, die Route zur ersehnten Normalität zu zeigen versteht. Doch, diese hoch motivierten Mitarbeiter, diese absolut methodisch vorgehenden Helfer und Helfershelfer aus der schlagkräftigen Armee der Physio- und Ergotherapeuten, die wissen zweifelsfrei sehr genau, was, wann und wie etwas zu tun oder zu lassen ist, und unter deren professionellen Anleitungen eine gezielte und wirksame Hilfe zu erwarten, das ist definitiv keine überzogene Anspruchshaltung, keine naive Träumerei. Also bitte ...

Heiligsprechende Gedanken

Die wildvergnügte Dame vom Ende des parallel zur Wand stehenden Achtertisches (wir erinnern uns: die mit den orange-rostroten Haarsträhnen, stierblutroten Fingernagelspießen, zahlreichen Modeschmuck-Fingerringen und den mitteldunkelblauen *Yin und Yang*-Tattoos an nahezu jeder sichtbaren Stelle ihres Körpers), genau die hat ihre übertriebenen verbalen Agilitäten spürbar eingeschränkt, zumindest jene, die sie zuvor vollkommen ungeniert wie unkontrolliert durch die Gegend schleuderte, was ich – und ich sage das ohne die geringste Übertreibung! –, was ich in der Tat als ein rechtzeitiges und mir sehr willkommenes Geschenk des Himmels ansehe, in dessen Richtung ich mich jetzt mental verneigend bedanke.

Wie es scheint, widmet sie sich nun voll und ganz einem Gespräch, das sie mit drei an ihrem Tisch hockenden Herren führt, von denen einer rechts neben ihr und zwei ihr genau gegenüber sitzen. Der Mann gleich neben ihr, der an ihrer rechten Seite – er mag vielleicht so um die fünfunddreißig bis maximal vierzig Jahre alt sein –, trägt einen Ohrring, einen Hänger, der auffällig lang an seinem linken Ohrläppchen baumelt, und um den Hals, das kann ebenfalls nicht wirklich verborgen bleiben, eine goldene Kette mittlerer Größe, die mich sofort irgendwie (?) – ja, irgendwie an Tunesien-Touristen erinnert. Letzteres möchte ich zwar erwähnen, aber nicht weiter bewerten.

Leicht in Richtung dieses geschmückten Menschen vorgebeugt, so in etwa, als würde sie unbedingt betonen wollen, dass sie sich im Moment voll und ganz auf ihn konzentriert, plaudert sie munter, mit einer eher gespielt ernsten Miene, auf ihren Sitznachbarn ein, wozu sie ihren gesamten Körper mit einbezieht, der den Eindruck erweckt, als würde er sich ohne Unterlass neue Gesten einfallen lassen müssen. (Der Volksmund würde hier sagen: »Sie redet mit Händen und Füßen!«) Er wiederum sieht sie von der Seite her an, was er – und das wirkt eigentlich nicht gespielt – milde lächelnd tut.

Jener milde lächelnde Gesprächspartner: Wiederholt und wortlos nickt er während seines Zuhörens mit seinem Kopf. Seine beiden Ohrhänger (jetzt zeigt sich, dass auch sein anderes Ohr behangen ist) schwingen dabei rhythmisch hin und her. Mit den Fingern seiner rechten Hand unternimmt er – was ebenfalls wiederholend geschieht – den stets vergeblichen Versuch, eine der weißen Kantinenpapierservietten zu einem möglichst kleinen, handlichen, ballähnlichen Gebilde zu zerknüllen, was ziemlich krampfhaft wirkt.(Dass sich das unmittelbar nach seiner mehrfachen Benutzung derart zweckentfremdete und sehr vermutlich auch fettige Zellstoffpapier standhaft wie erfolgreich weigert, länger als auch nur wenige Sekunden seines Daseins eine komprimierte, rundliche Form anzunehmen, das scheint ihn nicht nur nicht zu wundern, sondern obendrein noch in seinem wie mechanisch zelebrierten Vorhaben zu bestärken!?) Dieser Mensch lässt mich an einen Hobby-Zauberkünstler denken, an einen autodidaktischen Freizeit-Magier, der nicht ohne ein Pflichtbewusstsein bemüht ist, vor seiner allerersten und unmittelbar bevorstehenden öffentlichen Vorführung schnell noch etwas an seiner Fingerfertigkeit zu feilen.

Die beiden der redseligen Dame gegenübersitzenden Männer – meiner groben Einschätzung nach sind sie ebenfalls um und bei dreieinhalb bis vier Jahrzehnte Erdenbürger (übrigens möchte ich das Alter meiner Reha-Leidensgenossen ab jetzt vorerst nicht mehr mutmaßen müssen) – sprechen, ungeachtet der Tatsache, dass sie doch ganz offensichtlich bereits ihren eigenen Gesprächsfaden verfolgt, gleichzeitig auf ihre vermeintliche Zuhörerin ein, was allerdings ihren Redefluss wiederum keineswegs bremst oder gar stoppt, und das nicht zuletzt deshalb, weil sie sich außer dem rechts von ihr sitzenden Tunesien-Touristen zurzeit tatsächlich auf nichts und niemanden vordringlich konzentriert. Zerstreut schaut sie bisweilen kurz auf, wirft einen nur flüchtigen Blick seitwärts, blickt, so wie es aussieht, prioritär in Gedanken versunken, in Richtung des Eingangsbereiches und somit auf die Ankommenden und Fortgehenden. Jedoch wird momentan niemand aus der Völkerwanderung mehr von ihr mit einem »Wir seen uns!« und »Hald dich wagger!« oder Ähnlichem bedacht.

Recht bemerkenswert ist auch, wie ich meine, dass jeder Einzelne des Quartetts unverkennbar in der Lage ist – was von den Vieren auch regelmäßig und manchmal tatsächlich sogar annähernd simultan und stets gut erkennbar in die Tat umgesetzt wird! –, zwischendurch und inmitten der wie auch immer gearteten Gesprächsbemühungen, und das auffallend routiniert wirkend, mühelos ein flaches Etwas, das sich bei Benutzung sofort selbst ausleuchtet (das Produkt eines US-amerikanischen Unternehmens, das irgendwo in Chinas Landen gefertigt wird, wie man wohl vermuten darf?) zu bedienen; erstaunlicherweise erfolgt die Bedienung manchmal mittels nur einer Hand, aus dem Handgelenk sozusagen, und sogar ohne dass der Bediener dabei genauer hinsieht. (Welche Funktionen aus dem Repertoire dieser Technik im Wechsel jeweils gefordert werden, das bleibt höchstwahrscheinlich allein dem Nutzer bekannt.) Einerseits erwartungswidrig, das Ergebnis meiner Beobachtung, einerseits schon, das muss ich sagen, doch äußerst verblüffend, aber andererseits ...

Wie auch immer all das letztlich zu beurteilen sei, es ist, wie es ist. Letzteres – die von mir soeben zur Kenntnis genommene Darbietung – lässt mich nicht ganz ausschließen (ich versuche natürlich, wie gewohnt, mir all das möglichst zu begründen), dass es sich bei dieser Bande um ein gut eingespieltes Team handelt. Ja! Möglicherweise, ich mag das in Betracht ziehen, möglicherweise handelt es sich sogar um so eine Art Artisten-Gemeinschaft, ja, eine, die ansonsten (wenn sie nicht zufällig geschlossen in der Reha anwesend ist), in den äußeren Randbezirken unserer Republik gastierend, in den kleinen Manegen kleiner Wanderzirkusse überschaubare Horden genügsamer Zuschauer mit bescheidenen Auftritten bewirtet. (Und das, das würde auch mit einem Schlage die Anwesenheit des Zauberkünstlers rechtfertigen, des Magiers, der mittels seiner atemberaubenden Fingerfertigkeit mir nichts dir nichts aus fettigen Kantinenpapierservietten handliche Bällchen zu knüllen versteht.) ... »Im Grunde genommen eine wirklich schöne Erwägung«, so ein Teil meiner gerade mich der Ironie anklagenden Gedanken. »Fürwahr eine stilvolle Vorstellung, die für den Moment alles wieder heiligsprechen könnte.«

Ureigene Stunden an abgelegenen Tischen

Wenn wir Menschen uns unbeobachtet wähnen, verhalten wir uns manchmal gerne grotesk, beziehungsweise, wenn wir es nicht ausreichend realisieren wollen oder können, dass wir gegenwärtig durchaus unter Beobachtung stehen, lassen wir das ohne eine hinreichend eingreifende Abwägung unsererseits des Öfteren zu. – Es darf unwiderlegbar als etwas skurril bezeichnet werden, was auch in dieser Hinsicht immer wieder Großartiges geleistet wird, das muss ich schon sagen. »Wobei«, und das sollte in dem Zusammenhang Erwähnung finden, daran erinnert mich mein Gewissen, »wobei nicht gänzlich unbedacht bleiben darf, dass der eine oder andere Homo sapiens sich selbst *dann* noch grotesk und sonderlich verhält, wenn ihm sehr wohl bewusst ist, dass seine Persönlichkeit gerade zur Kenntnis genommen wird. Und nein, selbstverständlich schließe ich mich da keineswegs aus!« –

Da ruft sich mir in dem Zusammenhang das Paar in Erinnerung, das Pärchen, das mir vor einigen Tagen im Café aufgefallen war, in dem Bistro, das sich auf dem Klinikgelände, in einem flachen, vorspringenden Gebäudeanbau – versehen, mit einer verhältnismäßig großzügig geschnittenen Fensterfront – eingerichtet hat, und erfreulicherweise für Patienten sowie deren Besucher bis zum späten Abend geöffnet ist. Anbei: Da ich es natürlich nicht alleine bin, dem diese den Menschen Abwechslung spendende Gastronomie gefällt (die neben dem typischen

Kaffeehaussortiment, wie Torten, Kuchen, Kekse, Kaffee und Tee, auch die ebenso typischen Zwischenmahlzeiten – wie Bockwurst mit Kartoffelsalat oder Brot und die eine oder andere Suppe – anbietet) und das nicht zuletzt, weil sie für die hier *Inhaftierten* gewissermaßen so etwas wie ein Notanker ist, was zumindest ich jederzeit gerne bestätigen kann, trifft man dort durch die Bank den gesamten Tag über Gäste an. Und jene beiden, an die ich nun denke, gehörten an dem späten Nachmittag zu ihnen.

Es war am vergangenen Wochenende, am Sonntag, glaube ich mich zu erinnern. Er, sicherlich ein *Eingelieferter* (auch, weil rigoros in Adidas gekleidet) und sie hatte augenscheinlich die Besuchszeit genutzt, um ihm, ihrem Ehemann, Lebenspartner oder Freund (wobei sich die beiden letztgenannten Begriffe durchaus mit dem erstgenannten Begriff vertragen können) einen Besuch abzustatten. Die Tage der Wochenenden – genau genommen die Nachmittagsstunden von Freitag bis Sonntag – sind aus nachvollziehbaren Gründen für derartige Vorhaben die beliebtesten.

Gleich mir schräg gegenüber, direkt vor einem der ineinander übergehenden Fensterelemente, die die Besucher der Gast-Stätte, sofern sie es denn möchten, auf die Gartenanlage schauen lassen, saßen sie sich an einem Vierertisch vis-à-vis gegenüber und sahen – ja –, und sahen sich an. Alles gegeneinander abgekürzt, trifft es das: Sie sahen sich lediglich an! Letzteres allerdings nur hin und wieder, und dann mit Blicken, mit denen vermutlich ansonsten nur ein Hund der Gattung Bernhardiner dreinschaut, und zwar unmittelbar bevor das injizierte Narkosemittel des den Hund behandelnden Tierarztes zu wirken beginnt, der sich für einen Eingriff, für eine Operation entschieden hat.

Wortkarg verhielten sich beide. So kann man es benennen. Nun ist gegen eine Wortkargheit, gegen ein vorübergehendes, gelassenes Schweigen im Grunde nichts einzuwenden. Eine einstweilige Funkstille, wiederholt zugelassen inmitten eines lockeren Gesprächs, ist alles andere als verachtungswürdig. Man muss sich während eines Gedankenaustausches nun wirklich nicht ständig äußerst rege das Abringen von Worten abverlangen. Eine derartige Beschäftigung, die sicherlich als albern eingestuft werden kann, lag jenen beiden, wie gesagt, auch ziemlich fern. Was hingegen jenes Paar äußerst rege zu beschäftigen verstand, das waren ganz unübersehbar ihre Mobilfunktelefone, ihre Handys.

Sie wie er, beide befleißigten sich – erwartungsgemäß, mal mit beiden Händen und mal mit nur einer Hand –, so flink wie nur möglich ihre Finger über die flachen, beleuchteten Glasflächen schweben zu lassen, auf die sie konzentriert gelangweilt starrten. Ansonsten nuckelte er – es war tatsächlich eher ein Nuckeln! –, in regelmäßigen Abständen an einer wohl im schönen Flensburg abgefüllten Beugelbuddelbeer-Flasche, und sie nippte ab und an an einem halbvollen Teeglas, auf dessen zugehöriger und leicht überschwemmten Untertasse der wahrscheinlich vor etlichen Minuten dem Glas entnommene Teebeutel (nebst Bändchen mit angeklammerten Griffkärtchen, vermutlich) glitschig-matschig vor sich hin träumte.

Kein Zweifel, es passte alles irgendwie gut und in einer ganz gewissen Art seelenfriedlich wie harmonisch zueinander, wie ich fand. Die kreuzbraven Bernhardiner-Narkose-Blicke, das beleuchtete Finger-Tasten-Ballett und das geduldige Teesäckchen-Matsch-Abkühlen ... Die Verhaltensweisen der übrigen im Café befindlichen Gäste, das sei auch wieder nur am Rande vermerkt, unterschieden sich ganz offenbar nicht von denen der beiden, jedenfalls nicht merklich. Nein. Eher nicht. Weder hinsichtlich der stark gedrosselten Beredsamkeit noch hinsichtlich der hingebungsvollen Hinwendung zu den neuesten, innovativsten Wunderwerken handlicher Kommunikationstechnik.

Allerdings saßen auch an dem Tag die meisten der Anwesenden solo an den Tischen, hockten hier und dort und dort an Zweier- oder Vierertischen, allein und durchweg im legeren Jogging- oder Trainingsanzug, waren lediglich in Begleitung ihrer Krücken und Gehwagen, die (wenn Krücken) zumeist irgendwo, seitwärts und schräge und möglichst jederzeit abrufbar, an den Kanten der Tische und Stuhllehnen lehnten oder (wenn Gehwagen) mit angezogenen Bremsen irgendwo im unmittelbaren und somit griffbereiten Bereich der gewählten Sitzplätze parkten und – gleich unauffällig auf ihre Mieter wartenden Droschken oder Taxen – dergestalt als zuverlässige Partner pflichtgemäß ihrer nächsten Einsätze harrten.

»Trist war sie, in höchstem Maße trist«, das unterstreicht mir jetzt noch einmal meine Erinnerung dick und doppelt, »diese an dem Tag dort im Raume vorherrschende Atmosphäre, deren in die Tiefe gehende Inhalation ich mich als Anwesender kaum entziehen konnte, und von der ich annehme, dass sie, und sei es auch nur im Unterbewusstsein, leider eine ansteckende Wirkung hat. Trist, schal und ausgesprochen farblos.«

All das galt, wie gesagt, in dieser mit Drögheit kontaminierten Stunde fraglos nicht alleine für mich, natürlich nicht, sondern, wissentlich wie unwissentlich, mit Gewissheit für jedes dort hockende Gemüt ... Und gewiss darf – oder sogar sollte! – man sich einmal fragen, was genau denn nun eine derartige Atmosphäre tatsächlich ausmacht, woraus diese Morbidität letztendlich erwächst, wer oder was sie ermöglicht, wer oder was sie nährt, hegt und pflegt: »Sind es die Räume, die sich dem Menschen nicht öffnen, die Plätze, die Areale, oder sind wir es, die Menschen, die Seelen, die Charaktere, die sich, in welcher Weise auch immer, ab- und einschließen?«

Was mich betrifft – meine Antwort auf diese Fragen –, so halte ich es für gütlich, wenn sich beides friedvoll zu ergänzen versteht, ja wenn sich Raum und Mensch gegenseitig die Türen aufschließen und weit, weit öffnen, wenn sich Platz und Seele darauf einigen, gemeinsam die Sphäre zu bilden, wenn sie sich bewusst sind, dass sie im Wesentlichen unzertrennliche Brüder sind, nicht zu entzweiende Geschwister, die in gebührender Weise aufeinander angewiesen sind.

Tja, meine unlängst gemachten Erfahrungen mit dem Bistro ... Und dennoch, dennoch werde ich es weiterhin gerne den einen um den anderen Tag aufsuchen – nach wie vor mit einem Buch in der Hand –, das Café auf dem hiesigen Gelände, werde mich weiterhin gerne an einen der mehr abgelegeneren Tische – nach Möglichkeit in einer der äußersten Ecken – setzen und dort während des Lesens in aller Ruhe ein Glas Wein genießen. Einerseits kann ich meiner momentanen Situation insgesamt gesehen nicht mehr Amüsement abverlangen, und andererseits wird mir dort, mit nur wenigen Ausnahmen, eine kleine Zeit des Stillstandes garantiert. Minuten, die allein der Muße gehören. Minuten der Nichtstuerei. Minuten, die ich für den Ausklang des Tages, wenn er denn wenigstens halbwegs meinen Vorstellungen entsprechen soll, dringend benötige. Und klar, dass das kaum mit dem Segen der Schwestern- und Ärzteschaft bedacht wird (doch, das Lesen des Buches in einer ruhigen Ecke des Cafés schon – da würde mich jeder Einwand überraschen –, hingegen aber sehr vermutlich nicht das Trinken des Weins), das lässt sich wohl denken.

»Der Genuss von alkoholischen Getränken ist den Patienten auf dem Klinikgelände so wie auf den Zimmern streng untersagt!« So und nicht anders steht es unter anderem, schwarz auf weiß, auf einem der zahlreichen Informationsblätter, die einem Neuankömmling gleich zu Beginn seines geplanten Aufenthaltes ausgehändigt werden, damit es von vornherein klar ist, was seitens der Klinikleitung grundsätzlich von einem Rehagast diesbezüglich erwartet und gefordert wird. »Die Spielregeln«, die es auch an diesem Orte gibt, und die es gefälligst zu kennen und einzuhalten gilt!

Bezüglich meiner kleinen Zuwiderhandlungen (Alkoholkonsum als Patient) kann mich möglicherweise die Tatsache etwas in Schutz nehmen – zumindest ziehe ich mich darauf zurück –, dass es keinesfalls zu meinen Gepflogenheiten gehört, mein Glas Wein während des Tagesprogramms, also zwischen den einzelnen Anwendungen, zu bestellen. Das käme selbst mir nicht in den Sinn. Nein, nein, mein Glas von dem trockenen Roten, den gibt es ausnahmslos in den wenigen Stunden, die ganz alleine mir gehören. Dann aber schon! Auch in diesem Falle lasse ich anstandslos die Regel Regel sein. Und ein jeglicher Versuch, mir das nun irgendwie ausreden zu wollen, der kann getrost als zum Scheitern verurteilt deklariert werden. Und um hier ebenfalls auf die so passende Metapher *Spiel-Regel* zurückzugreifen: Hier habe ich den nicht zu schlagenden Trumpf, das alles entscheidende Ass, jederzeit griffbereit im Ärmel stecken.

Kantinen-Futurismus

Das besagte Rohrgestell auf vier Rädern – das gleich neben dem besagten Achtertisch steht –, das eine von denen, in die der Rehagast vor dem Verlassen des Speisesaals möglichst das von ihm benutzte Tablett hineinzuschieben hat, das ist mittlerweile vollkommen ausgelastet. Von ganz unten bis weit oben, umgekehrt natürlich ebenso, zeigen sich, wie ausgezirkelt, die Querkanten der auf den seitlichen Halterungen in immer demselben Abstand gelagerten Servierhilfen. (Jene Halterungen, die wirklich nur aus der unmittelbaren Nähe betrachtet richtig wahrgenommen werden können: links wie rechts des Rohrgestells, auf gleicher Höhe waagerecht mit ihm verankert, jeweils zwölf verchromte Metallbügel aus runden Stangen, deren Stärke circa die Hälfte der Dicke eines Bleistifts aufweisen.)

Die Tabletts, ein Dutzend somit, werden gerade noch so weit voneinander entfernt gehalten, dass die auf ihnen abgestellten weißen Porzellanbecher, die immerhin eine nicht zu vernachlässigende Höhe von circa neun oder zehn Zentimetern aufweisen, störungsfrei stehend auf ihnen belassen werden können. So ein Tablettablagesystem – summa summarum auch eine von den nicht ganz unsinnigen Angelegenheiten, die irgendwie einen in Grundzügen gut durchdachten Ursprung zu haben scheinen, was man beileibe nicht uneingeschränkt von jeder Konstruktion sagen kann, die unsere heutige Schnickschnackzeit hervorgebracht hat.

»Und wo wir gerade dabei sind«, entschlossen wende ich mich an meinen geduldigen Gesprächspartner, blicke auf das gelassen vor mir liegende Buch, das mir recht konzentriert scheint, »es mag vielleicht etwas lächerlich klingen – sehr vermutlich ist das sogar der Fall! –, aber irgendwie, irgendwie komme ich mitunter tatsächlich nicht umhin, in solchen, oder ähnlich solchen Dingen der eher recht banalen Alltäglichkeit – zumeist handelt es sich um irgendwelche Gebilde, denen man eine wie auch immer geartete Hilfsfunktion zugewiesen hat –, so etwas wie, ja, so etwas wie ein ›Objekt der bildenden Kunst‹ zu sehen (hört sich übertrieben an, ich weiß). Wieso das so ist, wie es ist, das kann ich nicht erklären ... «, es kommt mir so vor, als würde ich bei meinem Gegenüber auf etwas Unglauben stoßen!?, »das heißt«, lenke ich noch schnell ein, »das heißt – doch, doch, möglicherweise könnte ich es sogar erläutern, meine Offenlegung würde allerdings entweder nicht verstanden oder aber, als nicht erwähnenswert, rigoros abgelehnt werden. Zumindest halte ich mich für vernünftig, wenn ich vorerst davon ausgehe.« – Nein, eine etwaige Antwort warte ich in dem Fall vorsichtshalber gar nicht erst ab. Immerhin führe ich das Gespräch. Jawohl, ich! Auch das darf hier bitte nicht in Vergessenheit geraten. Ich möchte es nur gesagt haben ...

Auf einigen dieser abgestellten Tabletts lassen sich, selbst aus der Entfernung heraus, die sich zwischen mir und dem Gestell behauptet, noch Reste von Lebensmitteln erkennen: Wurst-, Marmelade und Käse-Überbleibsel von unterschiedlicher Größe, beispielsweise, die, da aus irgendwelchen Gründen nicht verzehrt, zusammen mit den Ansammlungen an Tellern, Bestecken, Tassen und zusammengeknüllten Servietten entsorgt beziehungsweise als nicht mehr erwünscht mit beiseite gestellt wurden und nun, in Form von Scheiben, Fetzen oder pastenförmigem Geschmier, entweder völlig entkräftet und schlaff lustlos über den Rändern der Teller hängen, oder aber – was noch eine Stufe unansehnlicher wirkt – unmittelbar neben den Tellern auf den Tabletts kauern und kleben. Auch das hell signalisierende Gold der – auf welche Weise auch immer – zusammengefalteten, fettigen Butterfolien, glänzt hier und dort zwischen dem Ganzen hervor, bringt sich, in allen erdenklichen Formen und ebenfalls auf und neben den Tellern lungernd, dergestalt noch einmal in Erinnerung.

Je länger ich es anschaue, umso mehr erscheint mir dieses Gefüge, diese rundum in sich ruhende Vereinigung des nicht mehr Gewollten, diese – ja –, diese installierte Zusammenkunft von verchromtem Stahlrohr, gepresstem Kunststoff und gesinterter Keramik, dieser zu Messern, Gabeln und Löffeln gefertigte Stahl, dieses ausgediente Zellulose- und Silberpapier (beides, wie bereits angeführt, auf höchst unterschiedliche Weisen zerknüllt) diese achtlos verschwendeten und verteilten Lebensmittelabfälle, dieses dreidimensionale, körperhafte Objekt insgesamt, das zugleich Ordnung wie Unordnung symbolisiert, nutzbringende Systematik wie verzichtbares Chaos für eine gewisse Zeit miteinander verbündet, ja, je länger ich all das betrachte und mit meinen Sinnen wahrnehme, umso mehr erscheint es mir wie ein künstlerisches Werk, wie – ich sage, was mir spontan dazu in den Sinn kommt –, wie eine in den frühen 80er Jahren erdachte und immer noch zeitgenössische Plastik vom Pop-Art-Kunstschöpfer Andy Warhol. Und wer weiß, vielleicht habe ich es nur noch nicht aufgespürt, mag gut sein ... mag sein, dass irgendwo sogar ein zwar kleiner, aber entsprechender Hinweis hängt! Auf der mir abgewandten Seite vielleicht? Eines jener kleinen, weißen Schildchen möglicherweise. Eines, mit der in zwei Sprachen (Deutsch/Englisch) dezent, aber deutlich gedruckten Verfügung seitens der zu Recht besorgten Museumsleitung: »Berühren und Fotografieren verboten!«

Andy hin und Warhol her – der soeben in Erwägung gezogenen Möglichkeit ungeachtet, erwarte ich viel eher jeden Moment eine der emsigen Küchenhilfen. Das ist realistisch. Eine derartige Erscheinung liegt innerhalb der nächsten Minuten absolut im Rahmen des Möglichen. In der Regel handelt es sich nach meinen Beobachtungen um auffallend hektisch hantierende Damen jeglichen Alters, stets verlässlich bekleidet mit Schürze und Kopfbedeckung (selbstverständlich beides pflichtgemäß in einem neutralen Weiß gehalten), die – eine wie die andere – (erstens) der Meinung sind, direkt nach ihrem Erscheinen in dem voll beladenen Gestell routiniert noch unbedingt das eine oder andere Tablett eine *Idee* besser hinrücken zu müssen, (zweitens) dann, unter Zuhilfenahme einer ihrer beiden Fußrücken, die auf Stopp arretierten Räder des Kunstwerks zu lösen und (drittens) mit ihm auf dem kürzesten Weg – durch eine der hierfür ungemein praktischen, auch in Gaststätten zu findenden Pendeltüren – in der mit Elementen aus blitzblank gewienertem Nirosta eingerichteten Großküche zu verschwinden. Bis dahin werde ich mich, samt meiner ausgeruhten Blicke, versteht sich, tunlichst allein noch auf den in der Sonne liegenden Garten konzentrieren; will und werde tunlichst weiterhin den immer noch nicht in Gänze zufriedengestellten Trieb unterdrücken, meine Beine doch noch auf dem mir gegenüber befindlichen Stuhl zu lagern, und beabsichtige letztlich, in kleinen Schlucken meinen zweiten Kaffee zu genießen.

Akzentuierte Gesittung

Zugegeben (im Blick zurück), wie ein kleiner Junge, einer der – um gleich ein Beispiel zu bemühen –, einer der sich mit der Anstalt namens Schule noch nicht so recht anfreunden kann, ein Zweit- oder Drittklässler in dem Fall vielleicht, dem nach und nach und Schritt für Schritt immer mehr bewusst wird, dass irgendwie, irgendwie seine Individualität gefährdet ist, ja dass sie irgendwie zunehmend ins Wanken gerät, und dessen Seele sich – ebenso *irgendwie* – von dieser Zwietracht, in dem ihm, von Mal zu Mal deutlicher, eine ungewisse Bedrohung durchzuschimmern scheint, zu befreien sucht, genau so komme auch ich wiederholt nicht um das Aufkeimen klärender, innerlicher Selbstgespräche umhin, um eine periodische Verständigung mit mir selber.

An einen Diskurs denke ich, der einem zeitweise etwas irritierten Menschen dabei behilflich sein kann, den vielzitierten Stand der Dinge zumindest grob zu sortieren, um ihn dann *irgendwo* hilfreich lassen zu können. Für einen erforderlichen Abgleich der Gegebenheiten ist jener Vorgang von Wichtigkeit. Diese Dialoge mit sich selber, diese Gespräche mit dem eigenen Innen, die halte ich an derartigen Weggabelungen des Lebens für unumgänglich. (Wieso mir nun ausgerechnet der sich langsam, aber sicher ankündigende Lebensweg eines etwaigen Schulversagers als Beispiel in den Sinn kommt, das kann auch ich nur vermuten. Es ist allerdings auch nicht von Belang. Nein, nicht wirklich.)

Im Zusammenhang mit der Anstalt Reha (zurück zur Gegenwart), geht es mir jedoch weder ums Anfreunden noch um eine Befreiung. Nein, nicht im engeren Sinne. In der Hauptsache geht es mir wieder einmal allein um zwei Dinge, die weder etwas mit Freundschaft noch mit Freiheit zu tun haben. Es geht um zwei Fühlbarkeiten, die sich recht nahe sind, die sich mehr oder weniger als fest ineinander verschlungen erweisen: Zum einen ist es mir seitens meiner Natur auferlegt, der Begegnung nicht aus dem Wege zu gehen, und selbst dann nicht, wenn es sich eindeutig um erklärte Nebensächlichkeiten handelt, und zum anderen bin ich auf der Suche nach einer – ich nenne es mal – Arznei, die mir – so kleinlich es sich auch anhören mag – das Erdulden erleichtert. Eine mentale Mixtur suche ich wieder einmal, eine, die mir das besser zu tragen und zu ertragen hilft, was sich mir während meiner Begegnungen – unterschiedlich intensiv – unwillkommen entgegenstellt.

Dort geht es mir ums Entdecken – und *dort* geht es mir um das Verarbeiten des Entdeckten! Unterm Strich betrachtet ist es genau das! Dass der Gedankenaustausch zwischen mir und meiner Seele am Leben bleibt, halte ich für wichtig; dass das Gespräch zwischen dem Außen und dem Innen, zwischen dem Bewusstsein und dem Unbewusstsein, nicht allein nur am Leben, nein, sondern bestmöglich gesund gehalten wird, das sehe ich für bedeutsam an. Und das gilt für mich ausnahmslos und jederzeit und überall. Hiervon kann auch eine Reha-Anstalt keine Ausnahme bilden ... Der Dialog mit sich selbst – und ich gehe sehr davon aus, dass das ganz sicher nicht allein für mich gilt –, der erweist sich als ein hervorragendes Therapeutikum, wenn es wieder einmal an der Zeit ist, das Leben zu sortieren. Mir ist keine wirksamere Medizin bekannt.

Nun mag man sich über mich (als vermeintlichen Schiedsrichter) empören, mag sich über mich ärgern, mag sich über meine Mimosenhaftigkeit und über die Tatsache, dass ich mir über Derartiges überhaupt so viele Gedanken mache – ja mich selber in dieser Angelegenheit eigentlich viel zu wichtig nehme, erregen … Gut, ich rechne mit einer solchen Reaktion, sie ist verständlich. Meine Gesinnung und letztlich meine Reaktion auf das von mir Angezeigte, die wirken, aus der Nähe betrachtet, vielleicht etwas irritierend, wirken egoistisch, wirken möglicherweise zu selbstbezogen und somit alles in allem grenzüberschreitend. Da will ich nicht widersprechen. Auch diese Meinung hat durchaus ihre Daseinsberechtigung.

Dennoch, ich bleibe dabei, trete (als aufmerksamer Beobachter meiner Umgebung) für meine Überzeugung ein. Jawohl, ich zeige mich da stur. So ein Nachdenken, so ein Ordnen der Rahmen- und Randbedingungen, das zwar äußerlich keine Wunder wirken, aber innerlich beruhigen kann, das halte ich auch in diesem Fall für angebracht und … »Höchst eigensinnig, dieser Kerl«, höre ich es jetzt vorwurfsvoll aus jeder Ecke deutlichst rufen. »Im höchsten Maße eigensinnig. Das haben wir ja immer schon gesagt, dass dieser Mensch ziemlich unfügsam und ungehorsam ist. Aber, so war er immer. So, und nicht anders! Ein Sonderling! Da kann man absolut nichts machen.«

»Stimmt!«, antworte ich (rückblickend) ausreichend laut in jene besagten Richtungen. »Stimmt genau. Da kann man tatsächlich nichts machen! … Jawohl. Ich kenne das bereits von meiner Schulzeit her nur zu gut (von daher möglicherweise das soeben von mir gewählte Beispiel?) und auch in jenen frühen Tagen konnte man schon ›absolut nichts machen‹, wie mir seitens meiner damaligen, resignierenden Kritiker (Eltern, Lehrer, Nachbarn etc.) des Öfteren deutlich versichert wurde. Ich bin eben so gestrickt, habe keine Wahl, kann nicht anders.« … Ich ertrage das Urteil (»Höchst eigensinnig dieser Kerl!«), lasse weiterhin mein angesprochenes

Selbstwertgefühl nicht lange um Aufklärung, meine Seele nicht übermäßig um Ruhe betteln, bewerte das mir Begegnende auch künftig nach meinem höchstpersönlichen, mir innewohnenden Einschätzungsspielraum.

Auch den damit verbundenen Ärger billige ich. Ich zahle den Preis, nehme die aus meiner Sturheit entstehenden Unannehmlichkeiten, die ich zu einem sehr großen Anteil mit mir selber austragen muss, ohne zu murren in Kauf. Ich verleugne all das nicht – zugegeben, manchmal ist es mir sogar willkommen! –, gestatte mir aber weiterhin meine eigenen Gedanken ... Und dass man, um so einen komplizierten Zeitgenossen wie mich halbwegs ertragen zu können, *ebenso* nach einem jederzeit erreichbaren Notausgang Ausschau hält, nach einer unverschlossenen Hintertür, die eine Flucht vor den mit staunendem Erschrecken entdeckten kapriziösen Launen der menschlichen Natur ermöglichen würde, das leuchtet mir sehr ein. Aber, und dem muss man leider Rechnung tragen, Wahrnehmer, die wie ich motiviert sind – unbeugsame Näherhinseher! –, die können nun mal nicht anders in Erscheinung treten.

»Aber«, so könnte man sich mit einem Blick auf diese unsere Zeit beschwichtigend fragen, oder, vielleicht besser gesagt, so sollte *ich* mich fragen, »aber ist es denn nicht bereits seit Langem so? Und – um diese Frage noch etwas auszubauen – verhalten wir Menschen uns, insgesamt gesehen, nicht sogar (gut, zugegeben, hier und dort möglicherweise mehr oder weniger zunehmend) genau in dieser und keiner anderen und somit altgewohnten Weise?« ...

»Zunehmend«, und wenn ich bei *zunehmend* unverzüglich einhake, dann denke ich vorerst im Besonderen an die von mir hier am Orte einmal mehr aufmerksam beobachtete und kritisch bewertete Art der an den Tag gelegten Oberflächlichkeit. »*Zunehmend* scheint mir hier tatsächlich eine der Situation wohl gerecht werdenden Wortwahl, und es versteht sich von selbst, dass sich das nicht allein auf die Menschen bezieht, die sich hier begegnen lassen.« Eine zunehmende und bereits aus der Form geratene Oberflächlichkeit, die sich nicht zuletzt durch die völlig losgelöste Bereitschaft zur höchst freiwilligen Gleichschaltung kenntlich macht, mit der sich insbesondere – und dieser Eindruck drängt sich mir auf – unsere westlich orientierte Leistungs- und Konsumgesellschaft auszeichnet.

»Und«, weiter in selbige Richtung, aber jetzt mal etwas gezielter gefragt, »und waren wir Erdenbürger, im Rückblick gesehen und weit früher betrachtet, im Speziellen was das Mit-einander-Sein und Für-sich-Sein betrifft, denn tatsächlich so ganz anders als heute, möglicherweise sogar höchst bemerkenswert anders?« ... »Wie bitte? Was höre ich da? Ja? Waren wir das wirklich? Kein Zweifel daran?« ... »Was soll denn das idiotische Getue«, – ermahne ich mich –, »was bitte willst Du damit erreichen? Höre bitte endlich damit auf, Dir unentwegt Fragen zu stellen, die Du Dir bereits selber ausreichend beantwortet hast.«

»Andere Zeiten, andere Sitten«, wie der gute alte Volksmund es gerne so überaus treffend formuliert. – »Klar, ich weiß, habe erwartet, dass auch diese Weisheit hierzu noch obendrauf zitiert wird. Aber nein, nein, das meine ich nicht.« – »Aber, mein Gott, genau das ist es doch! Die Zeit prägt den Menschen! Die Zeit moduliert die Kultur, akzentuiert die Zivilisation«, höre ich die Belehrung wie aus weiter Ferne rauschen. »Das, Emil Lexa, das dürfte doch auch Dir allmählich hinlänglich bekannt sein. Oder? Was erwartest Du? Jenem Wandel kann man nachtrauern, sofern man denn unbedingt will, ja, kann ihn beklagen, jawohl, auch das – tue Dir da nur keinen unnötigen Zwang an –, aber er lässt sich von nichts und niemanden in seinem Lauf aufhalten. Auch von Dir nicht! Jener Wandel, bestehend aus Erkennung, Verwerfung, Umbruch und Erneuerung lässt sich nicht verhindern, nicht wirklich, nicht entscheidend. Und insofern unterliegt das Miteinander natürlich ebenfalls der Veränderung, verlangt ebenfalls eine Anpassung. Wo bitteschön – damit das endlich einmal geklärt ist –, wo erkennst Du darin einen Widerspruch zur Gegenwart?«

»Gut. Die Zeiten prägen den Menschen. Das können wir meinetwegen so stehen lassen. Aber ...«, und hier kommt mein Einspruch, »aber umgekehrt verhält es sich ebenfalls! Die Zeit wird auch durch den Menschen geprägt! Der Mensch ist es, der die Kultur erkennt, und allein er ist es, der sie aus der Wiege hebt und in seine Welt aufnimmt. Der Mensch formt und gestaltet, ja ermöglicht oder verhindert über sein Kulturverständnis das Miteinander. Der Mensch und nur der Mensch! Das sollten wir in dieser Angelegenheit bitte nicht ganz außer Acht lassen.« ... »Was mich also betrifft, ich für meinen Teil lehne es ganz entschieden ab, für die von mir angezeigte Inhaltslosigkeit, für die zwar schleichende, aber unaufhaltsam fortschreitende Machtergreifung der Trivialitäten, so wie – als würde all das noch immer nicht ausreichend sein – für die aus den verschiedensten, zumeist rein profitorientierten Gründen heraus gezielt gesteuerte, höchst systematische Simplifizierung des menschlichen Geistes, allein die ›Zeit‹ zur Verantwortung zu ziehen. Also – nein, da dürfen wir uns gerne selber beherzt und mehrfach auf die eigene Schulter klopfen ...«

Stimmt. Stimmt sogar auffallend. Die Architekten unserer Kultur, das sind im großen Maße wir, wir höchstpersönlich. Das zwar in der Regel erst nennenswert im Verbund, im Kollektiv, sozusagen, dennoch gestalten allein wir – die Bewohner unserer guten, alten Mutter Erde – die wesentlichen Momente unseres irdischen Daseins. Wir allein sind die Dirigenten des Orchesters namens Miteinander. Wir, immer und immer wieder ganz allein nur wir. Weder können wir uns vor der damit einhergehenden

Verantwortung erfolgreich drücken, noch vor dieser Wahrheit ganzheitlich verstecken. Ein Herausreden ist also ganz und gar unmöglich. Und die gestellte Frage nun, ob wir Seelen uns früher, was unser Miteinander betrifft, tatsächlich nennenswert anders verhielten, die lässt sich – das befiehlt die Logik – zu guter Letzt nur mit einem klaren und deutlichen Ja beantworten.

Letzteres der Tatsache sehr zum Trotze, dass der Wandel der Kultur immer schon Hand in Hand mit dem Wandel der Zeit einherschritt, um irgendwann, irgendwo und irgendwie dann ineinander zu fließen. Jede davon abweichende Bewertung hielte ich für das Produkt einer gewissen Realitätsverschiebung, würde sie für eine im Großen und Ganzen bewusste wie unbewusste Sinnestäuschung halten. Und insofern ist der Vorwurf, der soeben an mich gerichtet wurde, absolut gerechtfertigt: Ich gebe hiermit zu, dass ich in Ausnahmefällen etwas dazu neige, mir die eine oder andere Frage zu stellen, die ich mir tatsächlich bereits selber hinlänglich beantwortet habe. Man möge mir das bitte nachsehen.

»Wir leben in einem Zeitalter der Massenverblödung...«, vermerkte der im August des Jahres 2014 verstorbene Journalist Peter Scholl-Latour im Rahmen eines Interviews, das er noch im März desselben Jahres, also nur wenige Wochen vor seinem Tod, anlässlich seines 90. Geburtstags gab. Und wenn er zugegebenermaßen in dem Fall mehr in Richtung unserer medialen Berichterstattung wies, so darf – dessen bin ich mir ziemlich sicher – diese seine markant formulierte Einschätzung durchaus auf viele weitere Grundlagen unserer Gesellschaft bezogen werden. Ich, der ich bezüglich Scholl-Latours Hinweises absolut selbiger Meinung bin, ich beziehe das jedenfalls breit gestreut und nahezu kompromisslos auf unser Gesellschaftssystem. Vielleicht male ich den Horizont aber auch wieder einmal nur etwas zu schwarz. Mag sein, dass ich meine Umwelt falsch sehe, dass ich meine soziale Umgebung, aus welchen Gründen heraus auch immer es dazu kommen konnte, irrational deute, falsch einschätze und ungerecht zensiere. Mag sein, dass das ein zulässiger Ansatz ist. Darüber könnte man durchaus mit mir reden.

Aber vielleicht – (ich halte in dem Zusammenhang jetzt die derzeitige Handy-Hysterie, die momentan so etwas wie eine Art akzeptierte Alleinherrschaft innezuhaben scheint, für einen passenden Hinweis) –, aber vielleicht ist es ja doch als völlig *normal* anzusehen, dass mittlerweile die Mehrzahl (wenn man mich fragt, dann verhält es sich zumindest gefühlt so, dass es sich ganz fraglos um eine Majorität handelt) der mir auf den Straßen begegnenden Zeitgenossen, scheinbar völlig egal welchen Alters, eines jener flachen, beleuchteten Teile in den Händen hält, auf das, während des durch die Landschaft Schreitens, tief gesenkten Hauptes, wie vollkommen hypnotisiert gestiert wird. Wie gesagt, mittlerweile ist es wohl mit in Betracht zu ziehen, dass es, in dieser unserer *fortschrittlichen* Zeit, wirklich angebracht ist, solche oder ähnlich solche Gebaren als »völlig normal« zu titulieren.

Den Umständen entsprechend ist es letztlich vielleicht *doch*, auf irgendeine ganz besondere und von mir nur noch nicht erkannte Weise, dem Miteinander und Für-sich-Sein förderlich, dass jene stur und steif durch Stadt und Land ziehenden Abgelenkten so gut wie ununterbrochen irgendwelche elektronisch dotierten Felder, Rahmen oder Tasten abfingern, dass diese bis über beide Ohren in der Technik versunkenen Seelen jene bunten Symbole mit ihren Zeigefingern stets und ständig befühlen, befummeln, abtasten und drücken, um entweder *von* hier und dort und dort irgendwelche Informationen zu bekommen, oder, *nach* hier und dort und dort, irgendwelche Informationen zu vergeben – (?!) – wer könnte das unumkehrbar ausschließen ...

Möglicherweise ist all das längst nicht so schlimm, wie ich es empfinde. »Es wird nichts so heiß gegessen, wie es gekocht wird!«, lässt uns ein Trost spendendes Sprichwort übermitteln. Allein meine Vorstellungskraft könnte mir vorgaukeln – das ist wohl nicht ganz ausgeschlossen? –, dass das alles viel schlimmer ist, als es sich zeigt. Letztendlich rennt ja längst nicht jeder der gesenkten Hauptes durch die Landschaft Latschenden gegen einen am Wegesrand stehenden Baum, Pfeiler, Pfahl oder Mast, obwohl das, wenn man einschlägigen Zeitungsberichten Glauben schenken kann, leider immer häufiger der Fall ist. Und ob die in ihrer Abgelenktheit durch die Gegend Trottenden es künftig überhaupt noch bemerken *können*, wenn sie – an was auch immer (hin und wieder sollen es sogar die bereits geschlossenen Eingangstüren der Busse und Bahnen sein) – in dieser Form »Anstoß nehmen«, auch das ist eine Überlegung wert.

Also, möglicherweise ist es nur konsequent und folgerichtig und muss lediglich von mir noch richtig erkannt werden, dass diese eigenhändig angelegten und höchst freiwillig getragenen »elektronischen Fesseln« – wie man sie auch nennt –, die übrigens von den Gefesselten bekanntlich bereitwillig zu absoluten Höchstpreisen erstanden oder per Vertrag geknebelt verwaltet werden, wirklich nur deshalb zu jeder passenden wie unpassenden Gelegenheit (egal, ob im Gehen, Stehen, Sitzen oder Liegen – wie, wo und wann auch immer) mit äußerster Hingabe geliebt, verehrt, gehütet und benutzt werden, weil ihre Besitzer mit ihnen elementare Zielsetzungen im Auge haben! Etwaig, weil jener »elektronische Götze« – eine weitere Bezeichnung, ebenfalls aufgeschnappt, mitten aus den Reihen des Volkes – für das Erreichen und Erhalten einer essenziellen Angelegenheit von Bedeutung ist, und das vielleicht sogar überregional, und weil jener flächendeckende Fetischismus von daher für die Menschheit – gegebenenfalls sogar der gesamten, wer weiß? – einen Wert hat, der gar nicht hoch genug eingeschätzt werden kann ... Vielleicht ist genau das der Ansatzpunkt, der einzig vernünftige Ansatz, der mich endlich eines Besseren belehren sollte. Ja, vielleicht.

Und gefälligst mindestens ebenso auf ganzer Linie als *normal* anzusehen ist es möglicherweise – und von daher erkenne ich durchaus abermals die Gefahr, dass ich bislang leider auch in diesem Falle vielleicht enthemmt ungerecht und übersteigert falsch zitierte –, wenn der deutlich überwiegende Teil (auch hier verhält es sich, was mich betrifft, gefühlt so) der Bürger (auch hier dem Anschein nach völlig egal welchen Alters) seine Füße jederzeit und überall in Turnschuhen von Adidas, Puma oder Nike steckt und somit, zumindest optisch, den Eindruck zu erwecken versteht, als würde für ihn der liebe lange Tag aus nichts anderem als aus sportlichen Aktivitäten bestehen.

Sieht man diesen Bürgern auf die Füße, beziehungsweise, sieht man bezüglich der Auswahl ihres Schuhwerks etwas genauer hin (was hier nichts mit Neugierde zu tun hat, sondern viel eher ganz automatisch geschieht), dann – und hier dürfte es sich, der vorangegangenen Logik folgend, ganz zweifellos um eine weitere Normalität handeln! –, dann gleicht es sich zu einem großen Anteil ziemlich auffallend, was wiederum keinem Träger dieses sportlichen Outfits groß aufzufallen scheint. Und nicht zuletzt die Bereitschaft, diese saloppen wie bequemen Artikel (hier gerne ein Gemisch aus schreiend buntem Kunststoff, schaumigem Gummi und wulstigem Leder) lieber ein bis zwei Nummern größer als erforderlich zu erwerben und zu tragen, diese Bereitschaft verbindet eine beachtliche Anzahl jener Konsumenten noch zusätzlich miteinander. Dass diese Konsumabstraktionen bekanntlich zu einem erschreckend hohen Anteil für uns in Indien oder China in dürftigen Fabriken von Menschen hergestellt werden (worunter sich, wie man weiß – oder wissen sollte! –, auch Kinder befinden), die wahrlich gezwungenermaßen für das arbeiten, was wir hierzulande zu Recht einen erbärmlichen Hungerlohn nennen, das dürfte zwar gesondert betrachtet, keinesfalls aber vergessen werden.

Übrigens, und das gestatte ich mir in dem Zusammenhang ebenfalls kurz gedanklich zu erwähnen, übrigens erscheint mir wiederholt das eine oder andere – tatsächlich *noch* etwas speziellere! – dieser Schuhwerkexemplare für eine ganz besonders gelungene Überraschung gut zu sein (und das betrifft eher das Fußwerk der jüngeren Jugend, also hauptsächlich das der Mitmenschen, die der späten Kindheit noch nicht entwachsen sind): So lässt es sich in den Fällen beispielsweise immer wieder erkennen, dass beide Absätze des einen oder anderen unmittelbar vor mir schreitenden Sieben- bis Vierzehnjährigen (der von dieser Turnschuheuphorie ebenfalls infiziert ist) nach allen Seiten hin aufblitzen – ja, tatsächlich aufblitzen! Die Absätze – die innen eine Batterie beherbergen? –, senden dann und wann funkelnde, glänzende und glitzernde Signale aus, wie man es beispielsweise von den Wunderkerzen her kennt, die man den kleinen Kindern an Geburtstagen oder Silvesterabenden vorsichtig zu halten erlaubt, damit sie an diesen besonderen Feierlichkeiten aktiv teilnehmen können. Rhythmisch blitzen sie auf – hier die Absätze, nicht die Sternchenfeuer Sprühkerzen –, tun das in einem kühlen Tiefblau, zum Beispiel, und dann immer synchron mit dem jeweiligen Auftritt des stolzen Besitzers eines solchen Schuhwerks. Und ja – Auftritt – *Auftritt* passt hier gleich in doppelter Hinsicht.

Nun kann man von mir halten, was man will, kann mich, aufgrund meiner Gedanken, gerne einen Spötter, einen Zyniker nennen, meinetwegen muss sich da niemand großartig zurückhalten, aber irgendwie – irgendwie gehört das eine mit dem anderen zusammen. Oh ja, zumindest indirekt ist das der Fall. So jedenfalls lehrt es mich mein Eindruck, der aus der Summe meiner hierzu gemachten Erfahrungen entstanden ist. Ja. Doch. Aus meiner Sicht heraus versteht es sich im Grunde sogar ganz von selbst, dass das konzentriert oberflächliche und gewissermaßen ununterbrochene Betätigen von elektronisch gesteuerten Sektoren (hier das nahezu durchgängige Senden und Empfangen per Mobilfunktelefon), zusammen mit den besagten Turnschuhen (dem Mix aus farbenfrohem Kunststoff, schaumigem Gummi und wulstigem Leder), deren Hacken bei jedem Schritt und Tritt in sämtliche Richtungen rhythmisch aufblitzen, im allerhöchsten Maße einträchtig »ein Herz und eine Seele« bilden. – Letzteres fusioniert so ungefähr frei nach dem Motto: »Bürger, die sich quasi rund um die Uhr von einem elektronischen Firlefanz hypnotisieren lassen, die laufen auch bereitwillig mit Blitze aussendenden Schlappen durch die Natur!« (In Anlehnung an den heutzutage immer wieder auftauchenden Wahlspruch der Werbung: ›Kunden, die diesen Artikel gekauft haben, kauften auch ...‹)

Aber vielleicht lassen wir all das besser auf sich beruhen. Ich sollte mich da wohl besser samt und sonders heraushalten, sollte nicht schon wieder Gefahr laufen, dass ich in die Rolle des Miesmachers schlüpfe. In jedem Falle möchte ich nicht schon wieder der sein, der den verzweifelten Versuch unternimmt, den zurzeit allseits als »ach so schön« angesehenen Horizont des Zeitgeistes schwarz zu färben, so ungefähr, wie beispielsweise Scholl-Latour es in vielleicht übertriebener Weise tat, als er uns seine Meinung kundtat, als er meinte, uns wissen lassen zu müssen, dass wir im Zeitalter der Massenverblödung leben.

Und anbei – nur das noch ganz kurz hierzu: Den Rückschluss, dass Scholl-Latours Aussage gefälligst einzig und allein auf die mediale Berichterstattung zu beziehen sei – wovon ja einige aus nachvollziehbaren Gründen lieber ausgehen mögen –, das kann mir, wenn überhaupt, nur ein verschwindend geringer Trost sein. Wie bereits von mir angedeutet, ist der besagte Kreis derer, auf die jener Hinweis passgenau zugeschnitten ist, durchaus noch zu erweitern. »Hier ist nach oben noch Luft!«, wie man so schön zu sagen pflegt, ja, und das nicht zuletzt deshalb, weil die Gegenwart ständig mit weiteren neuen, handfesten Hinweisen bedient wird, die es uns Erdenbürgern real gestatten, schlechthin an unseren Verstand zu zweifeln.

Die Therapeuten-Bruderschaft

Und noch einmal sei von mir nebenbei bemerkt: Dass der gemeine Reha-Patient, so peu à peu, im Verlaufe der ihm verordneten Anwendungen, sukzessiv so gut wie das gesamte hier am Platze angestellte Personal kennenlernt, das ist ein recht kalkulierbarer Umstand. Das ist eine gut organisierte, fest platzierte und somit ziemlich verlässliche Randerscheinung, eine, die sehr vermutlich durch die hausinterne Administration genau in diesem Sinne geregelt wird. Und ja – egal, das soll jetzt nicht etwa eine Kritik meinerseits sein –, was könnte denn auch dagegen sprechen, wenn einem letztendlich doch geholfen wird?

Es muss ja nicht unbedingt ausnahmslos die Stimme einer Frau Meier oder eines Herrn Schulze sein, die mich entschlossen auffordert: »Naaa, Herr Lexaaa, dann woll'n wir maaal!« Nein. Gewiss will und werde ich auch keinerlei Vorurteile gegen die Stimme eines Herrn Schmidt oder einer Frau Müller hegen, wenn sie mich freundlich (vielleicht sogar, und auch das ist keinesfalls ausgeschlossen, mit einer einschmeichelnd beschwingten Singsang-Stimme, die ohne weiteres für eine Musical-Rollenbesetzung ausreichen würde, zumindest für eine kleine) fragt: »Unnnd, Herr Lexaaa, wie geht'sss uns denn heuteee?« – Wieso auch sollte ich etwas dagegen haben?

Mit wem genau, aus der rekrutierten Riege des Personalbestands, man es jeweils zu tun haben wird – und zweifelsfrei besteht seitens des Patienten ein gewisses Interesse, das zu wissen –, das erfährt man in der Tat zeitig. Zeitig! Doch, das muss ich sagen, da besteht kein Besserungsbedarf. Per Wochenplan (eine typische, per Computer kreierte und auf einer DIN-A4-Seite ausgedruckte Aufstellung), der für gewöhnlich rechtzeitig am Wochenende, und jeweils für die kommende Woche dann gültig, ausgegeben wird, wird dem Patienten ordnungsgemäß mitgeteilt, wann welche der obligatorischen Anwendungen von wem durchgeführt, angeleitet oder beaufsichtigt werden.

Es lassen sich dort drei, vier oder manchmal sogar auch fünf Maßnahmen per Tag aufgelistet finden; jeweils einschließlich der Angaben – Uhrzeit und Ort –, wann genau sich der Patient wo einzufinden hat, sowie, wie gesagt, die Namen der Therapeuten, Ärzte, Schwestern und Assistenten, die ihn zu den dergestalt minuziös definierten Zeitpunkten, rundum entsprechend vorbereitet, erwarten und in Empfang nehmen möchten. Alles in allem: Wer also als eingeplanter Leidender zu dieser oder jener Prozedur nicht rechtzeitig in Erscheinung tritt, der dürfte sich sicherlich recht schwer damit tun, dafür eine angemessene Entschuldigung zu finden.

Einige meiner temporären Reha-Leidensgenossen tragen diesen Plan stets bei sich – »allzeit griffbereit«, sozusagen. Manchmal, und das fällt mir wiederkehrend auf, manchmal befindet sich diese informative Seite – nicht selten jeweils exakt in der Mitte zweimal zusammengefaltet – in den handlichen, mit langen Trageschlaufen versehenen Beuteln aus ungefärbter Baumwolle, die, mit der einseitig aufgedruckten Aufschrift *Reha-Klinik* versehen, seitens der Klinikleitung an die an diesem Geschenk interessierten Patienten ausgegeben werden, sobald sie an der Rezeption mit den Aufnahmeformalitäten konfrontiert werden.

Jene praktischen Klinik-Patienten-Reklamebeutel hängen dann (während seines Aufenthaltes hier hat man eben fallweise die eine oder andere Kleinigkeit von »A«

nach »B« zu transportieren) entweder senkrecht an den Gehilfen – also an den Griffen der Rollatoren und Krücken – oder sogar, und das sieht man ebenfalls des Öfteren, locker um den Hals und mittig vor dem Bauch der stolzen Beutelbesitzer (deshalb die langen Trageschlaufen?). In jedem Fall werden sie dann und wann von diesem und jenem Bürger von dort heraus gezückt, und hier und dort wohl auch mit einem, aus einem gewissen, verständlichen Pflichtbewusstsein heraus entstehendem Interesse *studierend* gelesen, diese – wo und wie auch immer – in Verwahrung genommenen Pläne.

Der Anwendungswochenplan: Mittlerweile, ja, mittlerweile wäre ich ohne Weiteres in der Lage, das kann ich ohne zu übertreiben sagen, so ein Konzept problemlos selber zu entwerfen. Ich übertreibe nicht! Ausreichend Erfahrung habe ich hier allemal sammeln können. Freiwillig? Das zu sagen entspräche nicht der reinen Wahrheit. Nein! Es gibt eben Dinge im Leben, vor denen man nicht weglaufen kann, Erfahrungen, vor denen zu fliehen es sich als nahezu unmöglich erweist, Kenntnisnahmen, die sich einem, gewollt wie ungewollt, tief einzuprägen verstehen. Ob man es nun will oder nicht: Einige Wissensstände schwirren einem eine gewisse Zeit lang förmlich im Kopfe herum, bevor sie sich daraufhin dann, für eine Schlafpause von unbekannter Länge, irgendwo in eines der abgedunkelten Gemächer des Unterbewusstseins zurückziehen.

Allerdings, das muss ich zugeben, allerdings hätte ich auch so meine Zweifel, ob die aus meinem Entwurf resultierenden Behandlungen – sofern mir denn irgendwann mal irgendjemand, aus welchem Grunde auch immer das nun der Fall sein könnte, eine derartige Arbeit abfordern sollte – mit Bestimmtheit für jeden der auf Hilfe hoffenden Patienten passen würde. (Da ich bekanntlich alles andere als ein Therapeut bin, könnte hier das Ergebnis, selbst meiner aller grundehrlichsten Bemühungen, schließlich und erwartungsgemäß kaum ausreichend individuell zugeschnitten sein.) Also ... Also – und dennoch –, um die Beweisführung meiner kühnen Behauptung jetzt anzutreten, beginne ich einfach mal ganz locker:

Anfangs, und was die Schriftgröße betrifft, möglichst etwas hervorgehoben, die Nennung der betreffenden Kalenderwoche des Jahres, so wie natürlich die dazugehörigen Datumsangaben der einzelnen Wochentage. Und damit hätten wir bereits unübersehbar die Überschrift. Gleich darunter, der besseren Übersicht halber mit etwas Abstand, von links nach rechts und von oben nach unten, versteht sich (und es liegt nahe, dass wir an dieser Stelle gleich einen Montag wählen), Informationen wie da sind:

09:30 Uhr
– Ergotherapie Haus A Wartebereich I
– Frau Fischer.

Und gleich darunter von Neuem:

11:00 Uhr
– Wassergymnastik Haus B Wartebereich 2
– Frau Becker.

Darunter weiter dann im Text:

15:00 Uhr
– Wärmepackung Haus C Wartebereich 3
– Herr Weber.

Darunter vielleicht letztendlich:

19:30 Uhr
– etwas abseits gelegener Zweiertisch
– Bistro Café.

Dort dann ein gut geschenktes Glas Rotwein aus der Nähe von Bordeaux – einen Merlot, meinetwegen! Und dazu, wen wundert's, eine echte Havanna-Zigarre aus Kuba – eine Montecristo wäre ganz zweifellos die absolut richtige Wahl ...

Aber, wie gesagt, die Garantie dafür, die Bürgschaft, dass es anschlägt, was ich vorschlage, die darf man mir beim besten Willen nicht abverlangen. Ich kann nicht dafür geradestehen, dass Herr oder Frau *soundso* danach als »vorerst geheilt« entlassen werden sollten. Und dass für diese oder ähnlich solche Termine (von der Ergo- und Physiotherapie über die Gymnastikübungen in der Gruppe bis hin zu den angebotenen Informationsvorträgen, um nur einige von denen zu nennen, die infrage kommen) ebenso Personen namens Herr oder Frau Schröder, Klein, Krüger, Zimmermann und so weiter die Ansprechpartner sein können, genau *das* garantiert eben das Abwechslungsreiche, an das ich gerade denken muss. Aber, wie gesagt, diese gedankliche Auflistung soll keine Kritik, sondern einzig und allein eine nüchterne Feststellung sein. Mir wurde und mir wird geholfen – kompetent und gut! – und allein darauf kommt es auch mir an.

Auch aus einem weiteren Grunde besteht kein Anlass zu der Befürchtung, dass jemals – jemals eine den Klinikalltag vollends beherrschende Langeweile aufkommen könnte: Zwar ist es nach meinem Empfinden wohl eher die Ausnahme, es kann aber durchaus vorkommen, dass der zeitliche Abstand, von einem Anwendungsstelldichein zum nächsten, derart kurz bemessen ist, dass das pünktliche Erscheinen, das von einem Patienten, wie soeben erkannt, zu Recht erwartet wird, kaum *normal* zu bewerkstelligen ist. Ich sehe da, um ein Beispiel zu erbringen, einen Freitag …

»Freitag 08:00 Uhr – Physiotherapie Haus D Wartebereich 4 – Frau Lang«, so könnte, schwarz auf weiß ausgewiesen, meinen Erfahrungen nach der Reha-Klinik-Alltag für Herrn oder Frau soundso durchaus beginnen. »Punkt 08:00 Uhr! Und bitte in der entsprechenden Ausstaffierung! Nicht vergessen!« Und *vor* dieser angeordneten Anwendung, da sollte noch gefrühstückt werden – was aber, und zwar ausnahmslos, erst ab Punkt 07:00 Uhr möglich ist –, weil diesmal *nach* dieser Anwendung, bis zur nächsten festgelegten Anwendung – so will es in dem Fall kompromisslos der Plan – eindeutig zu wenig Zeit bleibt, um das in der wünschenswerten wie erforderlichen Ruhe tun zu können.

Und wer dann, wie beispielsweise ich dieser Tage, unbedingt noch vor dem Frühstücken (weil bitte möglichst ohne den gewohnten, leider manchmal den Blutdruck erhöhenden schwarzen Kaffee im Magen!), eine Treppe höher, auf dem Flur und vor dem Stationszimmer der Schwestern, Pfleger und Ärzte, selber, mittels des extra für diese Zwecke dort aufgestellten Gerätes, seinen Blutdruck messen und protokollieren soll, der sollte sich, damit weder das vorherige Duschen (und gegebenenfalls, wie in meinem Fall, bitte unbedingt auch das Rasieren) noch das Zähneputzen zu kurz kommt, von seinem Wecker frühzeitig – rechtzeitig! – das Ende der Schlafenszeit signalisieren lassen. (Bitte nicht zu vergessen, dass man sich irgendwann auch noch etwas Passendes anziehen möchte, was bekanntlich bei körperlich gehandikapten Menschen im Allgemeinen deutlich mehr Zeit in Anspruch nimmt, als es das einem Menschen normal zur Verfügung stehende Kontingent an Geduld tolerieren mag.)

Nicht etwa, dass all das nicht möglich ist, nicht, dass man diese jäh anberaumte Verkettung von Gewohnheiten (hier passender gesagt: Erforderlichkeiten) und zusätzlichen Verpflichtungen letztlich nicht irgendwie »unter einen Hut« bringen und ihr somit gerecht werden kann, das will ich jetzt nicht behaupten. »Aber«, und das wäre hierzu meine Frage, »aber eignet sich eine derartige Planung nicht viel eher als strammes Trainingsprogramm für die agilen Anwärter, die sich für das Deutsche Sportabzeichen in Gold, Silber oder Bronze beworben haben, als nun ausgerechnet für Patienten, deren Knochen und Gelenke sich – und zwar aus gutem Grund! – beileibe nicht scheuen, sogar das langsame Gehen – ja manchmal allein schon das Bewegen! – höchst entschieden abzulehnen?«

Nein, nein. Keine Angst. Ich will mich nicht beschweren. Nein. Nicht einmal leise vor mich hin meckern werde ich. Und wieso auch? Nein. Es sind eben nur meine Gedanken. Bisher habe ich doch das von mir Verlangte ausnahmslos geschafft. Und selbst in einem ähnlichen wie dem von mir geschilderten, eher ungünstig terminierten Fall (Gleich nach dem Frühstück – um 08:00 Uhr – Physiotherapie Haus D Wartebereich 4 und die Blutdruckmessung vorweg nicht vergessen!), konnte ich fürwahr auch an der nächsten Anwendung (09:00 Uhr Wassergymnastik Haus B Wartebereich 2) ausreichend pünktlich und sogar in Gänze der vorgeschriebenen Badekleiderordnung gerecht werdend, teilnehmen. Die eindringliche Aufforderung, mittels des gleich im Eingangsbereich der Badezone hängenden Schildes, mit der deutlich lesbaren Aufschrift: »Bitte zu den Wasseranwendungen 10 Minuten früher erscheinen!«, die habe ich selbstredend gehorsamst zur Kenntnis genommen (und das nicht zuletzt deshalb, weil »10 Minuten früher« dort dick unterstrichen steht!) und bei meiner Planung des Tagesbeginns entsprechend berücksichtigt. Somit war und ist auch diese kleine Welt für mich wieder in Ordnung.

Kantsteine

Jedes Umfeld hat eben seine ureigene, typische Gesetzmäßigkeit, eine, die gerne auch ihre ureigenen Geschichten
erzählen möchte. Wer wollte das bestreiten. Daran lässt
sich auch nichts Ungewöhnliches finden. Das sollte erkannt und allein hingenommen werden. – Wieso sie mir
nun ausgerechnet jetzt in den Sinn kommt, jene noch gar
nicht so lange zurückliegende Episode ...

Irgendwie, ja, irgendwie tat er mir leid, der Mann, der
gleich neben mir Platz genommen hatte und, genau wie ich
es tat, vor der noch verschlossenen Tür geduldig auf Einlass
wartete. »Montag 14:30 Uhr – Physiotherapie im Haus D
im Wartebereich 4«, so stand es auf unser beider Zettel. Einer jener besagten, festgesetzten Zeitpunkte, die nunmehr
hinlänglich Erwähnung fanden, die, in ihrer Gesamtheit
betrachtet, ein großes Kontingent des Tages auch für uns
planten. Und es *war* Montag, allerdings erst um und bei
14:15 Uhr, also rundweg eine Viertelstunde zu früh für den
Eintritt. Wir allerdings waren, wie gesagt, dennoch bereits
erschienen, wollten ganz offensichtlich möglichst pünktlich zur Stelle sein, wollten keinesfalls zu spät kommen.

Nicht, dass wir uns verabredet hatten. Nein, nein, wir
waren uns vollkommen unbekannt. Abgesehen von den
auf unseren Zetteln abgedruckten Terminen, die uns, man
kann es so sehen, einen verbindenden Auftrag gaben, war
unser Zusammenkommen, wenn man so will, ein reiner
Zufall. Fünf Stühle stehen im unmittelbaren Bereich der
Eingangstür des für die Anwendungen reservierten Grup-

penraums, einige weitere – ich habe sie nicht gezählt – etwas weiter entfernt, mehr in Richtung des Ganges, von dem der Wartebereich abzweigt. Außer uns beiden, ihm und mir, war noch niemand von den (wie sich später herausstellte) insgesamt sieben weiteren der für die Anwendung eingeteilten Personen erschienen, was sich allerdings, wie auch zu erwarten war, in den darauffolgenden Minuten ziemlich rasch änderte.

»Die Wenders, die ist einfach *klasse*!«, ließ mich mein Sitznachbar ohne jede Vorwarnung wissen. »Die hat mir wirklich sehr geholfen. Von allen hier – die Wenders am meisten!« Die Art, in der er mir jene Mitteilung machte, die hatte etwas von einem Selbstgespräch: Während er offenbar der Meinung war, mir in dieser Situation seine Geschichte unbedingt erzählen zu müssen, sah er mich nicht an. Er blickte nur, beide Beine weit von sich gestreckt und mit dem Oberkörper in einer Linie leicht schräge im Stuhl versunken, gelassen auf das geradlinig vor ihm stattfindende Geschehen – stets passierte eine Anzahl an Patienten geschäftig den quer vor uns verlaufenden Korridor in beide Richtungen. Noch dazu sprach er betont leise, redete in einer Lautstärke, dass es mir gerade noch soeben möglich war, ihn akustisch zu verstehen. Und nein, nein, nicht etwa, dass ich in dieser Situation einen Einwand gegen sein Mitteilungsbedürfnis hatte – dass ich mich von vornherein lieber als ein ungeduldiger Zuhörer erwiesen hätte – und nicht etwa, dass es mich nicht sogar ernsthaft interessierte, das Bündel an Besorgnis, das dieser arglose Mensch meinte, in dieser Form vor mir bereitwillig öffnen und ausschütten zu müssen.

Mit »die Wenders« meinte Helmke (Helmuth, Helmuth mit »th«, so der Vorname meiner aus einer Zufälligkeit heraus geborenen Reha-Bekanntschaft – die Vornamen derartiger zwischenmenschlicher Kontakte erfährt man immer irgendwie –, die vermutlich irgendwann, aus der Zusammensetzung von Vor- und Nachnamen, mit einem sogenannten Spitznamen bedacht wurde?) die Therapeutin, mit deren Erscheinen jeden Moment zu rechnen war, und mit »die hat mir wirklich sehr geholfen ... die Wenders am meisten!« eindeutig die Tatsache, dass er, Helmke, ziemlich überzeugt davon war, dass er alleine *ihr* einen beachtlichen Fortschritt bezüglich der Minderung seiner Leiden zu verdanken hatte. (Leider habe ich es nie in Erfahrung gebracht, ob, und wenn ja inwieweit dies rein objektiv betrachtet tatsächlich der Fall war, was mich letztlich dazu bewog, das Vertrauen dem Zweifel vorzuziehen. Ich glaubte also dem Erzähler das erfreuliche Ergebnis. Aber das nur nebenbei.)

Steinmetz war er, Steinmetz im Straßenbau. Eine Mitteilung, die mich bereits vom Ansatz her sofort an klobige Masse, hohes Gewicht und unnachgiebige Härte – an Granit! – denken ließ, und die ich somit unweigerlich mit schweißtreibender Schwerstarbeit in Verbindung brachte. »Nachdem die Ärzte meinten«, so der mir aus seinen Gedanken heraus mitteilende Helmke, »dass ich reelle Chancen hätte, meinen Hodenkrebs besiegt zu haben«, eigentlich tief in sich hineinschauend, blickte er zeitgleich auf das Gewimmel, das die im Gang hin und her wandelnde Menschenschar bildete, »bekam ich gleich im Anschluss daran einen schweren Bandscheibenvorfall. Und deswegen ... deswegen bin ich jetzt hier gelandet.«

Wie ein Windzug, der unerwartet in einer ebenso unerwarteten Stärke an einem vorüberzieht, erfuhr ich auf diesem Wege unvermittelt von seinem Weg, nahm Kenntnis von dem Pfad, der ihn von der Diagnose »Krebs«, über die Chemotherapie, hin zur radiotherapeutischen Behandlung leitete, hörte von einer nach und nach sich einstellenden Besserung, vernahm von seiner sogenannten »Wiedereingliederung« in die Arbeitswelt, der dann, ja, der dann nur wenige Monate später sein Rückgrat – mit der Diagnose »Bandscheibenvorfall« – vorerst den sprichwörtlichen Strich durch die Rechnung machte.

Wir, die wir auf das Aufschließen der Tür zur *Turnhalle* warteten, in der einmal mehr, unter der Anleitung von Frau Wenders, von einigen Personen für eine geplante halbe Stunde gezielte Übungen zur Rehabilitation trainiert und ausgeführt werden sollten, unterhielten uns einige Minuten über sein Problem; soweit man, wie gesagt, sein eher alleiniges Reden und mein eher ausschließliches Zuhören überhaupt als Unterhaltung bezeichnen kann. »Etwas über ein Jahr fehlt mir noch, um eine ungekürzte Rente beziehen zu können ...«, so Helmke, in einem Tonfall, der von einer nicht zu überhörenden Resignation moduliert war. »Nur knapp ein einziges – ein einziges, beschissenes Jahr! Zwölf verdammte Monate! Und trotz meiner mehrfach klar und deutlich diagnostizierten Krankheiten, meiner ganz offensichtlichen Leiden – dennoch! –, versucht man mich noch mit aller Kraft auf dem Arbeitsmarkt zu halten, mich unbedingt noch – koste es an Anstrengungen was es wolle – zu vermitteln. Jedenfalls erweckt man seitens der Behörde den Eindruck, dass man das vermutlich sogar könnte, wenn ich – ich! – es nur wollte ... ›wenn ich‹, wie sie es mir unterschwellig vorhalten, ›wenn ich *mitmachen* würde‹.«

Dieser Mensch war – und man brauchte weiß Gott kein Psychologe zu sein, um das zu bemerken – ganz offensichtlich nachhaltig enttäuscht, war tieftraurig über das, was ihm seiner Meinung nach ungerechterweise zugemutet wurde, und es fiel mir alles andere als schwer, das voll und ganz nachzuvollziehen. Gut, nicht als ein schwer arbeitender Handwerker solle er noch für einige Monate vermittelt werden, nicht als ein bei Wind und Wetter an der Straße mit zentnerschweren Granitkantsteinen hantierender Steinmetz, wenn ich ihn richtig verstanden habe. Oh nein, das zwar nicht. Dass das seine arg lädierte Wirbelsäule nicht mehr ohne weitere, unüberschaubar negative Folgen aushalten würde, das war auch dem Arbeitsamt (der Agentur für Arbeit, wie es heute so schön heißt) absolut klar. »Aber sicherlich wird sich da noch etwas Passendes für Sie finden lassen«, zitierte Helmke für mich die ihn betreuende (betreuende, »etwas zu sehr an den Hacken klebende« hätte meiner Meinung nach vielleicht doch besser gepasst) Sachbearbeiterin, »woll'n mal schauen. Fünfzehn bis zwanzig Stunden per Woche als Pförtner, unter Umständen.«

Ja, doch, dieser Mann tat mir leid, und das aus meiner vollen Überzeugung heraus. Das darf ich mir ohne zu übertreiben eingestehen. Helmke ist wohl das, was man zu Recht eine »ehrliche Haut« nennen darf. Etwas naiv, sicherlich, das schon, aber eben ehrlich. So jedenfalls mein erster Eindruck. Ihm, der seine für den Ruhestand benötigten Arbeitsjahre so gut wie vollends erreicht hat, dem man trotz seiner mehrfach nachgewiesenen Leiden selbst ein nur gering vorzeitiges Ausscheiden – aus welchen einfältigen Gründen heraus auch immer das so entschieden wurde und entschieden wird? – standhaft verweigert, ausgerechnet ihm mochte ich selbstverständlich nicht erzählen, dass ich – ich, dem man, hin zu genau diesem Ziel, nämlich ein rechtzeitiges Ausscheiden aus dem Berufsleben, nicht den geringsten Stein in den Weg gelegt hatte – in dieser Hinsicht, Gott sei Dank, ein anderes, fürwahr ein ganz anderes, Los gezogen hatte.

Nein, keine Frage, ich wäre mir gewissermaßen wie ein Verräter vorgekommen. Helmke meine Geschichte zu diesem Thema hier und jetzt entgegenzusetzen – dazu fehlte mir der Mut ... Mir war es gestattet, einen Weg zu legitimieren, der mich relativ frühzeitig zum Pensionär machte, der mich meinen ursprünglich ergriffenen Beruf, dem ich über viele Jahre hinweg nachging und den auszuüben mir aus vielerlei Gründen zunehmend schwerer fiel, vorzeitig an den sprichwörtlichen Nagel hängen ließ. Mir war es erlaubt, ab dann eine andere Priorität zu setzen. Eine ganz andere! Ich durfte beginnen, einen meiner mir wichtigsten und lang gehegten Wunschträume zu realisieren. Ich konnte endlich Geschichten schreibend erzählen, konnte Manuskripte verfassen (dass später einige von ihnen tatsächlich einmal zu Büchern gebunden werden, das hatte ich zu dem Zeitpunkt allerdings nicht wirklich zu hoffen gewagt). Endlich, und je nach Belieben, konnte ich mir ausreichend Zeit für das Schreiben einteilen. Aber das war nicht das Thema. Hier ging es allein um den Steinmetz Helmke und nicht um mich. –

Jetzt und hier ... wo ich mit einer Tasse Kaffee in der Hand in Ruhe und Gelassenheit am Fenster sitzend über dies und über das und über jenes nachsinne, da wird mir von Neuem wieder bewusst, dass uns das Leben, unser Dasein, nicht immer das bietet, was wir Menschen »Gerechtigkeit« nennen ... und das haben meine Gedanken für mich jetzt – ich bemerke das durchaus – ganz, ganz vorsichtig formuliert, möglicherweise, weil sie es am heutigen Morgen verhindern möchten, dass ich mich übermäßig erschrecke. –

Wie selbstverständlich öffnete jener Mensch mir stückweise sein Herz. In diesen nur wenigen Minuten anscheinend stets davon ausgehend, dass er in mir einen geduldigen wie bereitwilligen Zuhörer gefunden hat, erzählte er mir, ohne zwischendurch auch nur ein einziges Mal meinen Blick zu erwidern (ich hingegen sah ihn während meines Zuhörens nahezu durchgehend von der Seite her an), von diesem bedauerlichen Fragment seines Daseins. Er, Helmke, der krebs- und rückenkranke Steinmetz, er musste sich das einfach einmal zwanglos von der Seele reden. Der eigentliche Anlass unseres Zusammentreffens, der spielte in diesen Momenten für ihn eine untergeordnete Rolle! Das brauchte man nicht zu vermuten. Das war ganz offensichtlich.

So nach und nach fanden sich die Personen ein, die mit uns – mit Helmke und mir – auf der Liste standen, auf dem Plan, der *unsere* Gruppe von insgesamt neun Patienten um 14:30 Uhr zur Physiotherapie vorsah. Zumeist mit einem kurzen Kopfnicken in Richtung der bereits im Wartebereich Hockenden (zu denen ja auch wir gehörten), was manchmal sogar von einem zurückhaltenden, vor sich hin gemurmelten »Tach« oder »Moin« begleitet war, wurde von den Ankommenden hier und dort Platz genommen ... 14:30 Uhr sollte es losgehen. Die Zeiger der an der uns gegenüberliegenden Wand hängenden Uhr bestätigten, weiterhin noch etwas Geduld fordernd, dass bis zu diesem Zeitpunkt noch gut vier Minuten verstreichen müssten. –

Mein Blick hinaus ins Freie. Meine Gedanken. Meine noch frische Erinnerung an den Steinmetz Helmke ... Die Bewegungen meiner rechten Hand, deren Finger momentan den Kaffeebecher fest umfassen – so, dass der Henkel des Bechers nicht genutzt wird –, lassen den verbliebenen Inhalt mit leichtem Schwung in dem Porzellangefäß linksherum kreisen. Geschmeidig fährt eine kleine schwarze Welle an der weißen Wandung entlang Richtung flussaufwärts. Sie tut es einfach. Unermüdlich und geräuschlos geschieht das. Dieses Kreisenlassen des Kaffees: auch eine jener unzähligen Handlungen, die vermutlich – und ich denke, nicht allein von mir – mehr unbewusst ausgeführt werden, Gebaren, die infolgedessen, wenn überhaupt, nur sehr am Rande wahrgenommen werden ... Nein, lange gehört sie noch nicht der Vergangenheit an, jene kleine Episode, an dem besagten Montag, im Wartebereich vor der Tür zum Gruppenraum. ... Was man doch in knapp zehn Minuten so alles erfahren kann – und so ganz nebenbei. –

Schnellen Schrittes, vom Korridor her kommend, zeigte sich plötzlich eine Frau mittleren Alters im Wartebereich. Sportliche Hose, kurzärmeliges Poloshirt, Turnschuhe, kurze Socken und Seidenschal. Bis auf den leger auf den Schultern ruhenden Seidenschal – alles in einem reinen, strahlenden Weiß. Der Schal, ein – wie soll ich sagen? –, ein hellbläuliches, offensichtlich recht feines, federleicht anmutendes durchsichtiges Etwas, dessen Länge es problemlos zuließ, dass es, gleich zweimal salopp den Hals umrundend, wie eine freundliche Sommerwolke um ihren Nacken schweben konnte, lieferte einen Kontrast, der die ankommende Person irgendwie – ja, irgendwie sofort zu einer gewissen Ausnahmeerscheinung abkommandierte (letzter Maßstab wird hier allein durch meine Erfahrungen gesetzt, die ich mit dem Personal dieser Rehaklinik bisher machen durfte, aber das dürfte ja ohnehin klar sein). Einen ziemlich dicken Schlüsselbund aus der Hosentasche hangeln, den nun benötigten Schlüssel aus der beachtlichen Ansammlung behände heraussuchen, die verschlossene Tür zur *Turnhalle* stracks ansteuern und forsch-freundlich in die Runde grüßen – war so gut wie eine zeitgleiche Handlung dieser selbstbewussten Erscheinung.

»Frau Wenders!« – so mein sofortiger Rückschluss, der sich umgehend bestätigten sollte. »Ssso ...«, die Therapeutin stellte sich, nachdem sie diese resolut aufgeschlossen hatte, sofort parallel und eng an die um neunzig Grad nach innen geöffnete Tür und gestikulierte mit einer weit ausholenden, vertikal einen Halbkreis beschreibenden Geste ihres linken Armes, den sie einmal kraftvoll in Richtung Innenraum schwenkte und dann für einige Sekunden richtungsweisend erstarren ließ, ihre Einladung zum Eintritt: »Dann woll'n wir mal!« Wortlos und mit einem freundlichen, zufriedenen Lächeln sah Frau Wenders jedem der den Raum betretenden Patienten für einige Sekunden zuerst an und dann diesem kurz hinterher, bevor sie sich dem nächsten durch die Tür kommenden mit demselben Mienenspiel zuwandte, um ihn nunmehr mit dieser erprobten Geste zu begrüßen.

Spätestens jetzt sah ich auch für mich den Zeitpunkt gekommen, mich von meinem Stuhl zu erheben und somit die Erzählung meines Sitznachbarn eindeutig zu beenden. Er, Helmke, sah das anscheinend ebenfalls wie ich. Jetzt übrigens wurde ich von ihm das erste Mal bewusst angesehen, und das, während er mehrfach zwischen den Fingernägeln von Daumen und Zeigefingern den Falz seines in der Mitte gefalteten Therapiewochenplans – den er die ganze Zeit über in seinen Händen hielt – nachzog. Eine Handlung, die ihn für mich doch etwas nervös wirken ließ. Wir hielten uns noch für einige Sekunden zurück, blieben vorerst einen Augenblick ganz bewusst unmittelbar vor den von uns benutzten Plätzen stehen, ließen der kleinen Truppe unserer Leidensgenossen den Vortritt, die – somit unmittelbar an uns vorbei – geduldig wie zielgerecht, hintereinander, sich auf dem Fuße folgend, sozusagen, geradewegs in Richtung der Sprossenwände, Turnmatten, Hanteln, Fitnessbälle und Gymnastikbänder schritten.

Ich schloss mich an, machte in dieser Situation dann auch so allmählich Anstalten, den Raum zügig zu betreten, zwischen dessen vier Wänden nun gleich das für uns Geplante stattfinden sollte. »Die versteht ihr Fach!«, hörte ich den Steinmetz noch sagen, als er sich dann, direkt hinter mir, gleichfalls in Richtung Tür bewegte. Eine Mitteilung, die – so wie sie von Helmke pointiert wurde – für mich immer noch eine Spur von einem Selbstgespräch hatte. »So gut wie schmerzfrei bin ich seit einigen Tagen. Mein Rücken ... Du wirst es gleich sehen ... die ist wirklich gut, die Wenders.«

Baum-Gespräche

Gedankenwechsel ... »Wie möchte ich mir den Abschluss des heutigen Tages gestalten? ... Was erwarte ich noch von dem ausklingenden Tag?« Zugegeben: gewissermaßen handelt es sich hier, zumindest, wenn man es wieder aus der Nähe betrachtet, um eine etwas merkwürdige Frage, die ich mir da bereits am frühen Morgen stelle. Obgleich ich durch eine große Glasscheibe das Momentane im Draußen betrachte, und das nicht uninteressiert, versuchen zeitgleich meine Gedanken möglichst Bilder von dem zu zeichnen, was künftig, also etliche Stunden später, sein könnte und sein sollte. Etwas eigenartig. Oder etwa nicht?

Und dennoch, dennoch ... »Und ob ich heute«, ich ignoriere meinen nicht ganz unberechtigten Einwand für einen Moment geflissentlich, »und ob ich mich heute, geraume Zeit nach der letzten Anwendung des Tages und kurz nach meinem gewohnten Abendspaziergang, endgültig auf mein Zimmer zurückziehe oder mich vor meinem Rückzug auf meine Stube noch für ein Weilchen – letztlich dann vermutlich bis kurz vor dem Schlafengehen – in das Café setze, das muss erst noch entschieden werden.« So meine Gedanken ... »Das ist aber auch wirklich keine von den Entscheidungen«, und da muss ich meinem inneren Kritiker jetzt fairerweise wieder einmal Recht geben, »die nun unbedingt in den ersten Stunden des gerade begonnenen Tages getroffen werden müssen.«

Bei der Gelegenheit – Stichwort »Stube« –, was meinen Aufenthalt hier betrifft: Sogar gegen ein durchgehend längeres Verweilen in der mir zugewiesenen Räumlichkeit hätte ich ad hoc nicht unbedingt etwas einzuwenden (einschränkend zugegeben: Hier denke ich allerdings lediglich an zusätzlich verordnete *Tage* und nun nicht gar an Wochen). Das Zimmer gefällt mir. Doch, das kann ich nicht anders gewichten. Zumal es mir alles bietet, was ich von einer Klinik- oder Krankenhausunterkunft erwarten kann und auch nur erwarte (gegen ein Fünf-Sterne-Hotel muss ein solches Quartier sowieso nicht zum Vergleich antreten).

Die Matratze meines Bettes ist von guter Qualität und angemessener Härte, was meinem leicht lädierten Rücken gewiss zugute kommt; das zu meinem Zimmer gehörige Badezimmer ist hell, relativ geräumig und mit einer hervorragend funktionierenden Dusche versehen, was mir die Körperpflege sehr erleichtert; und das flache, platzsparend an der Wand hängende Fernsehgerät, das lässt sich umstandslos, nämlich per Knopfdruck auf der Fernbedienung, in ein Radio – ein Radio! – umwandeln, sodass ich jederzeit nach Wunsch einen Sender anwählen kann, der mich mit den sanften Klängen klassischer Musik versorgt. Was also könnte mir zur vollständigen Zufriedenheit noch Großartiges fehlen, was sich keine drei Wochen entbehren ließe ...

Schaue ich aus dem Fenster meines Zimmers hinaus ins Freie, dann schaue ich auf eine alte Buche. Sie steht direkt vor dem Haus. Dort nun am weit geöffneten Fenster stehend, kommt es mir fast so vor, als befände sich der Baum für mich noch in greifbarer Nähe, was natürlich ein Trugschluss ist, der sich nicht zuletzt dadurch begründet, dass ich mich im ersten Stockwerk aufhalte – und von daher schon so gut wie in Augenhöhe mit ihm bin. Ein mächtiger Baum. Ein Baum von hohem Wuchs und einer gewaltigen Krone. Und da es mir von Kindesbeinen an bekannt ist, dass man sich mit einem Baum gut unterhalten kann, wundere ich mich nicht darüber, dass auch er – sobald er mein Hinschauen bemerkt hat – es immer binnen Kurzem versteht, mich taktvoll davon zu überzeugen, dass eine unkomplizierte Unterhaltung mit ihm nun unumgänglich ist.

Und da es sich bei meiner vorübergehenden Bleibe um ein Einzelzimmer in halbwegs ruhiger Lage handelt, kann ich all diese wunderbaren Dinge (ganz oben auf der Liste die Klassische Musik, dicht gefolgt von meinem bequemen Bett, dem fast schon luxuriösen Bad und den erbauenden Gesprächen mit der ehrenwerten Buche) glücklicherweise ohne Absprachen und etwaige Einschränkungen vollkommen für mich allein in Anspruch nehmen. Was also will ich mehr?

Und einmal ganz abgesehen davon, habe ich mir vorsorglich zwei meiner Bücher mitgebracht. Ich habe diesmal Literatur im Gepäck, deren Inhalte mich zwar seit Langem interessieren (in etwa frei nach dem Motto: »wenn sich über kurz oder lang einmal die hierfür benötigte Beharrlichkeit einstellt ...«), die dessen ungeachtet aber auf meiner Prioritätenliste bislang nicht die allerersten Plätze besetzten, was sich – doch, so ein etwas längerer Klinikaufenthalt kann auch das bewirken – nunmehr übergangslos geändert hat. Was ich noch bis vor Kurzem wiederholt, mit der lapidaren Erklärung, dass dafür *irgendwie* einfach nicht der rechte Zeitpunkt sei, Monat für Monat aufschob, das hat hier und jetzt endlich seinen widerspruchsfreien Einsatz gefunden. Schön! – Und somit bin ich rundum sinnvoll und gut versorgt und unterhalten ... Und, na klar, das Aufsuchen der besagten Lokalität (um dort unter anderem in aller Ruhe ein Glas von dem Roten zu genießen), das kann ich mir freilich auch noch zusätzlich und jederzeit selber verschreiben. Das eine schließt das andere – dem Himmel sei mehrfach dafür gedankt – absolut nicht aus. Aber, wie gesagt, das zu entscheiden hat noch Zeit.

Geknotete Baumwoll-Verschleierungen

Und da erscheint sie auch schon – ein kurzes, durch den Raum klingendes, eruptives Geschirrgeklapper macht mich darauf aufmerksam –, eine der bereits von mir erwarteten Frauen vom emsig hantierenden Küchenpersonal mischt sich in das Geschehen: Mit langer weißer Schürze und nach hinten verknotetem, weißen Kopftuch hat sie jetzt ihren Auftritt, befindet sich mit einem Mal – ratzfatz – mitten auf der Bühne des hell ausgeleuchteten Kantinengeschehens, beziehungsweise steht, etwas genauer gesagt, direkt vor der praxistauglichen Servierbretterablage, deren Räderbremsung sie soeben mit dem Fuß ihres linken Beines entarretierte, nachdem sie, erwartungsgemäß, das eine oder andere der dort auf den seitlichen Halterungen deponierten Tabletts hektisch und routiniert in diesem bis in den letzten Winkel beladenen Transportgestell zurechtgerückt hat.

Ich weiß nicht, aber irgendwie hat auch diese Darbietung, die, im Rückblick betrachtet, genau an diesem Ort vermutlich bereits tausendfach stattgefunden hat und, in die Zukunft gesehen, ebenso vermutlich noch weitere tausendmal stattfinden wird, irgendwie hat auch diese Szene, egal, ob nun bewusst bemerkt oder mehr unbewusst wahrgenommen, etwas, ja, etwas in sich Abgeschlossenes, etwas, was zwar banal, dennoch aber konsequent für sich alleine steht ... »Und nun aber nichts wie ab – und möglichst geschwind durch die Doppelschwingflügeltür der Küche, meine verehrte Dame«, rufe ich ihr im Gedanken noch schnell zu. »Und das bitte tunlichst mit der gebührenden Vorsicht. Jawohl!« Das musste noch gesagt werden. Immerhin handelt es sich hier um ein ziemlich wertvolles Kunstobjekt vom Altmeister Warhol.

Verwechslungsausschließer

»Es wird wohl langsam Zeit!«, sagt mir ein Blick auf meine Uhr. »Nicht, dass ich dich unnötig hetzen will, nein, das nun nicht, aber, wie gesagt, so langsam ...« – »Also bitte! Bitte! Diesen kleinen Schluck Kaffee in meiner Tasse, diesen verbliebenen Rest, den werde ich doch wohl noch in aller Ruhe austrinken dürfen«, weise ich meinen Zeitmesser, um einen jeglichen aufkommenden Zweifel an meiner Selbstständigkeit umgehend im Keime zu ersticken, in seine Schranken. »Bisher bin ich noch zu jeder mir zugedachten Anwendung ausnahmslos rechtzeitig erschienen! Oder etwa nicht? Na also! Das gilt es dann doch bitte hierzu einmal festzuhalten!« – Mein Blick hinaus ...

Es würde mir jetzt alles andere als schwerfallen, hier an diesem Platze noch ein gutes Weilchen still sitzenzubleiben und hinaus auf den Garten zu schauen. Der Garten ... Wobei ich, zugegeben, wobei ich bevorzugt einen seiner speziellen Dienste in Anspruch nehme, ja, seine freundliche Handreichung in dem Fall, die es mir unter anderem auf eine angenehme Weise ermöglicht, ungestört meinen Gedanken nachgehen zu können. Mit meinem heutigen *Dienstplan* (Dienstplan – wenn es mir gestattet ist, der besagten Therapieplan-DIN-A4-Seite mit dieser Bezeichnung übergangsweise einen etwas militärisch anmutenden Anstrich zu verleihen), der zuoberst auf einem kleinen Stapel Reha-Informationsbroschüren und Werbeprospekten von unterschiedlicher Dicke liegt (was sich da mittlerweile diesbezüglich in meinem Zimmer auf der Fensterbank so alles angesammelt hat!?) und geduldig auf seinen nächsten Einsatz wartet, ließe sich das ohne Weiteres vereinbaren …

Kein Zweifel, manchmal, ja, manchmal fließen auch sie nahtlos ineinander, die ungestörte Ruhe und die Elemente, die die Ruhe beeinträchtigen können. So sanft wie der frühmorgendliche Bodennebel, schweben sie gemeinsam und unaufhaltsam in die Sphäre des Tages hinein, das erhabene Schweigen und die Ablenkung von ihr. Dass es selbst in solchen Situationen – also, in der Gegebenheit, die vorübergehend der kleinen Muße gehört, folglich innerhalb der kurzen wie zwanglosen Ausgeglichenheit – immer mal wieder gerne zu ebenso geringen wie kurzen Ablenkungen kommen kann, das liegt auf der Hand und sollte niemanden wundern.

Zuweilen kann man es aber tatsächlich selber entscheiden – das vielleicht zur Erinnerung! –, was uns Menschen, und in welchem Maße, die ausgewogene Konzentration beeinträchtigt oder auch gar völlig nimmt. Zu einem gewissen Anteil, zumindest das, können wir da auf ein gewisses Mitspracherecht zurückgreifen. Das verhält sich zwar, wie bereits angedeutet, nicht immer so, und ist auch nicht garantiert hinlänglich erfolgreich, aber die Möglichkeit, dass es gelingt, die besteht immerhin. Es gibt sie real eben nicht, eine uneingeschränkte Alleinherrschaft innerhalb des Moments, nein, weder gibt es eine Monarchie der Ruhe, noch gibt es eine Autokratie der Ablenkung …

Jetzt, zum Beispiel … der Eingangsbereich: und wieder ist es jene Region des Saales, die es schafft, meine Aufmerksamkeit sofort für einen Moment zu gewinnen. Der junge Mann, der dort – der im schneeweißen Kittel, der sich gerade mit großen Schritten und einem beladenen Tablett in den Händen diesem Teil der Kantine zuwendet, der ist mir an diesem Ort bereits des Öfteren begegnet, und das nicht nur am frühen Morgen. Ein Arzt ist er. Das sagen nicht allein die runden, leicht pilzförmigen, blitzblanken Metallknöpfe an seinem Kittel aus, das bestätigt auch das Stethoskop, das er sich locker um seinen Hals gehängt hat. Gleich wird er schnellen Schrittes scharf rechts einbiegen, wird stramm entschlossen und mit einer selbstbewussten Miene diesen Seitenflügel der Kantine hinunter schreiten und dann, ganz am Ende der Räumlichkeit – weder auch nur ein einziges Mal nach rechts oder links schauend –, sein Tablett auf einem der dortigen Tische abstellen und an ihm schlussendlich Platz nehmen. Auf einem jener wenigen Plätze also, die – per mittig auf den Tischplatten aufgestellten Schildern mit dem für jedermann erkennbaren Hinweis: »Nur für Personal« – eindeutig allein für die Angestellten der Klinik reserviert sind.

»Recht so«, sage ich mir, zu diesem entschieden auftretenden Menschen hinüber blickend. »Recht so. Das ist vollkommen in Ordnung. Auch die hier beschäftigten Herren Doktoren sind doch sicherlich heilfroh, wenn sie während ihres anstrengenden Tagesablaufs gelegentlich wenigstens einige wenige Minuten für sich ganz alleine haben. Sie wollen verständlicherweise nicht auch noch, während ihrer kurzen Pausen, auf irgendwelche Gebrechen von der Seite her angesprochen werden. Nein, nein. Ich habe da ein volles Verständnis für dieses klitzekleine – wenn man es denn so benennen will – Fluchtverhalten. Kein Einwand!«

Und vermutlich, aber das ist einmal mehr nebensächlich, vermutlich liege ich nicht allzu falsch, wenn ich jetzt – allein für mich! – die Behauptung wage, dass dieser junge Mediziner sein Stethoskop während seines kurzen Aufenthalts im Speisesaal wohl kaum benötigen wird, beziehungsweise, dass er, wie ich, das Gegenteil vermutlich selbst kaum in Betracht zieht. Dass er es dennoch, lässig um den Hals geschlungen, hier mit sich herumträgt, das begründet sich meiner Ansicht nach dadurch, dass der Mann – und das ist ebenfalls nicht unberechtigt! – stolz auf seinen Status ist, dass er jenes altbekannte Diagnosewerkzeug ärztlicher Heilkünste also als so eine Art Symbol mit sich führt, ja, als ein Statussymbol – warum soll man es nicht beim Namen nennen? –, das ihn für jedermann, jederzeit sichtbar, auszuzeichnen versteht. Und auch hierfür, das möchte ich nicht unerwähnt lassen, auch hierfür hat der couragierte Mann uneingeschränkt mein Verständnis. Ich gönne ihm also seinen Orden.

Hier – und möglicherweise hat auch diese Variante eine Daseinsberechtigung? –, hier in diesem Teil der Reha-Anlage, die sich Kantine nennt, hier, unter all den vielen, vielen Menschen, hier möchte dieser Mensch für sich vielleicht garantiert wissen, dass er nicht etwa versehentlich der Gruppe des emsigen Küchenpersonals zugeordnet wird – ja, wegen seines weißen Kittels, womöglich? –, und von daher ... Ausreichend Verständnis dafür hätte ich, wie gesagt. Doch. Ja.

Was allerdings mich betrifft, mir liegt eine derartige Verwechselung (nämlich diesen Herrn Doktor gar für eine Küchenhilfe zu halten) jedoch recht fern. Ich würde in dem Menschen, auch ohne das Stethoskop um seinen Hals, sofort den Mediziner und nicht etwas den Küchenteammitarbeiter erkennen! Doch, doch, ich wage es, das zu behaupten. Und das nicht etwa wegen seiner blank geputzten Kittelknöpfe, wie man jetzt vielleicht irrtümlich annehmen könnte – oh nein, nein, die könnten auch von mir übersehen werden –, sondern deshalb, weil er weder eine blütenweiße Schürze noch ein blütenweißes Kopftuch trägt.

Schikanöse Wanderstöcke

So langsam, ja, langsam zwar, dennoch aber, so der Anschein, unaufhaltsam, suchen sich meine Gedanken einen Abschluss, wollen meine Erwägungen offenbar einen Punkt finden, der diesen Teil des Tages mit einem anderen, den nun nächst zu erwartenden, zu verbinden versteht. Und dieser Verlauf, der sich zu gleichen Teilen höchst unaufgefordert und rasch transportiert – und es hört sich umständlicher an, als es sich tatsächlich verhält –, der wird nicht zuletzt dadurch gekennzeichnet, dass sich die Überlegungen der jüngst vergangenen Minuten gegeneinander abwägen, dass sie sich bemühen, meine Erwägungen, irgendwie und irgendwo ein Resümee und einhergehend damit zumindest einen hinnehmbaren Ausklang zu finden ... Das allerdings, was mir diesmal seitens dieser meiner Gedanken für jenen – nennen wir es – Abschluss geboten wird (ich kann da was erahnen!?), das wird mir nicht unbedingt rundum gefallen ...

Und ja, wie ich es bereits vermutet habe ... Und jetzt tatsächlich das noch! Vor irgendwelchen – wie soll ich sagen? –, von irgendwelchen eruptiven Wahnvorstellungen, irgendwelchen plötzlich sich in den Vordergrund drängenden Halluzinationen, ist man anscheinenden nie so recht gefeit. Was mich angeht – ich jedenfalls nicht, wie ich soeben nochmalig bemerken muss: Zu meinem mir momentan höchsten Erstaunen – nein, fast schon zu meinem kaum noch zu steigernden Entsetzen! – plagt mich seit einigen Sekunden eine tief aus meinem Inneren herannahende, leider immer und immer deutlichere Form annehmende Befürchtung, dass mir in der kommenden Nacht (?) ein äußerst unangenehmer Traum, meine dringlichst benötigte Bettruhe rauben könnte ...!

Ich weiß, bemerke es selber, jetzt übertreibe ich wieder maßlos. Ich weiß. Ich möchte das aber dennoch, und genau in dieser dargelegten Form, für den Moment so stehen lassen dürfen. Das sollte man einem alten, auch diesbezüglich nahezu unbelehrbaren Surrealisten wohl nachsehen können. Ich bitte demütigst – im Geiste zurzeit auf Knien befindlich! – um Verzeihung ... mehrfach tue ich das sogar!

Also, um endlich zur Sache zu kommen – ich mag es allerdings kaum aussprechen –, folgende Vision zeigt sich mir, und das, wie gesagt, immer fassbarer werdend: Ich sitze am frühen Morgen (genau so, wie ich es jetzt im Moment tue) hier an meinem Platz, blicke, mit einer Tasse Kaffee in der Hand (so, wie jetzt im Augenblick ebenfalls), gedankenverloren aus dem Fenster und in den Park hinein. Der schmale, rundum die Wiese umsäumende Weg – in meinem Trugbild ist er, so weit mein Auge reicht, ratzekahl menschenleer. Und mit einem Male – mit einem Male: Dort ... dort, aus dem kleinen, runden Reha-Raucherpavillon, der nach meinem Dafürhalten und auch jedem Anschein nach zurzeit ebenfalls vollkommen einsam und verlassen ist (!?), genau dort tritt plötzlich und für mich verständlicherweise vollkommen unerwartet eine – wie könnte ich es bloß in Grundzügen verständlich beschreiben? –, eine *Gestalt* heraus, die mich, allein schon von ihrem Erscheinungsbild her, in höchstem Maße erschrecken lässt. Was für ein Anblick!

Dieses, sich nunmehr auf dem die Wiese umsäumenden Weg befindliche Mysterium: es bewegt sich zwar auffallend langsam, aber, und das ist ebenfalls augenfällig, das geschieht mit recht großen Schritten und genau in meine Richtung. Diese Gestalt, sie ist – ich sehe natürlich ganz automatisch genauer hin! – von oben bis unten in einen wollenen, von der Konfektionsgröße her, mehr als nur ausreichend bemessenen Trainingsanzug gekleidet, dessen Einfärbung in rascher Folge – wie auch immer das letztlich realisiert werden kann? – einem ständigen Wechsel unterliegt. (Ja, zeigt sich mir die gesamte Montur gerade noch eben in einem Dunkelbraun, wandelt sie sich flugs über ein Dunkelblau in ein Pechschwarz, um sich dann aber wieder deutlich in einem Dunkelbraun zu präsentieren, das sich wiederum eiligst ... Und so weiter und so fort. Es ist jedenfalls allumfassend absolut nicht zu begreifen, was da gerade passiert.) Allein das schon versetzt mich zwingend einmal mehr in ein allerhöchstes Erstaunen, beziehungsweise versteht es, mich widrig zu überraschen. Und ...

Und ob es sich hier um ein weibliches oder männliches Wesen handelt, das kann ich, das Drehbuch meiner Illusion hat es so inszeniert, von meinem Platz aus noch nicht ausmachen. Was auch immer diesbezüglich der Fall ist, Mann oder Frau – haben derartig gespenstische Erscheinungen überhaupt ein Geschlecht? –, es könnte meinen Schrecken ohnehin nicht nennenswert mindern. Aber die Tatsache, dass das von mir entdeckte menschenähnliche Objekt sich beidseitig – unterhalb der Achselhöhlen, gleich zwischen Oberarm und Oberkörper –, je und nahezu waagerecht, wie Skistöcke während des Abfahrtlaufs, eine jener besagten, in der Regel vom Orthopäden verschriebenen Krücken aus Aluminium geklemmt hat, lässt zumindest den Rückschluss zu, dass es sich um ein aktuell pflegebedürftiges Wesen handelt. Und noch etwas ist mir hier auffällig: Mit vor dem Bauchbereich leicht angewinkelten Armen hält die Gestalt in beiden Händen ein flaches beleuchtetes Etwas, ein Ding, auf das sie sich stark zu konzentrieren und das sie in relativ kurzen Abständen mit ihren Fingern überaus routiniert zu berühren scheint.

Vielleicht ... vielleicht ist es ein ... Mit zusammengeknif-
fenen Augen versuche ich, meine Sehschärfe nach Möglichkeit noch etwas zu verbessern ... Ja, doch – ich bin
mir jetzt ziemlich sicher –, das besagte Ding – es ist ein
Mobilfunktelefon! Letzteres erklärt mir nun sofort, wieso
die mitgeführten Gehhilfen momentan arbeitslos und
unbeachtet unter den Armen parken müssen. Doch, natürlich, wenigstens dieser Teil des Geschehens ist mir nun
klar, denn selbst ein waschechter, herumspukender Geist
kann sich nicht beidarmig voll und ganz auf seine Krücken abstützen und *gleichzeitig* der Realisierung diverser
Tastenbedienungen gerecht werden (jedenfalls sollte man
es ihm nicht zumuten). Nein, bei allem, was recht ist, aber
das – das wäre nach Lage der Dinge nun wirklich zu viel
verlangt. Und nun ... Nun, wo dieses mysteriöse Etwas sich
mir inzwischen deutlich genähert hat, wo die Distanz nunmehr merklich kleiner ist, lassen sich so nach und nach weitere Details erkennen, Einzelheiten, die für mich allerdings
sofort weitere Fragen aufwerfen.

Beispielsweise – und das zeichnet so eine weitere Frage –,
beispielsweise handelt es sich zwar augenscheinlich um
ein Stethoskop – tatsächlich ein Stethoskop!? – das jener wundersamen Erscheinung locker um den Hals baumelt – zumindest bin ich mir da zum jetzigen Zeitpunkt
einigermaßen sicher –, allerdings ... Allerdings sieht das
dem Ohrenbügel gegenüberliegende Ende des Instru-
ments nicht wie das obligate, runde Membran-Döschen
aus, das der Arzt dem Patienten zwecks Abhören bekanntlich versiert auf Brust oder Rücken setzt, sondern
ähnelt – ich versuche natürlich weiterhin möglichst noch
genauer hinzusehen –, ja, ähnelt viel eher einer jener
Kaffeesahne-Portionsdöschen (das Behältnis aus Kunst-
stofffolie, der Deckel aus Aluminium), die man, wie auch
in dieser Kantine, in den verschiedensten Zweigen des

Gaststättengewerbes immer wieder antrifft. – Was bitte soll man denn nun davon halten?

Und das, was ich anfangs für zwei unter die Arme geklemmte, rezeptpflichtige und seitens der Krankenkassen subventionierte Patientenstützen hielt, das entpuppt sich nunmehr als zwei in dieser Form positionierte, sogenannte »Nordic-Walking-Stöcke«, offenbart sich also jetzt als genau jene schlanken, am unteren Ende angespitzten Gehstöcke, die seit Neuestem die getarnt rüstigen Rentner immer locker lose hinter sich herziehen, wenn sie, einzeln oder im Rudel befindlich, quer und längs durch Land und Stadt ziehen und dabei fallweise so verbissen dreinblicken, als würde ihnen punktgenau diese Art der schlurfend-schlaffen Fortbewegung die allerallerletzten Kraftreserven abverlangen. – So und nicht anders stellt es sich für mich dar, was sich vor meinen Augen abspielt. Und auch dieses Ergebnis meiner Beobachtungen weiß ich momentan nicht recht zu deuten, geschweige denn, es irgendwo, auf den Ebenen der Realitäten, einen plausiblen Platz zuzuordnen.

Und hierzu sei noch kurz am Rande vermerkt: Es liegt einige Wochen zurück, als mir tatsächlich – als zufälliger und eher unfreiwilliger Beobachter solcher Rentnersport-Gedenkumzüge, an die ich gerade denken muss – für einen flüchtigen Moment der abstruse Gedanke kam (ich kann mich dafür auch nur wieder in aller Form entschuldigen), dass jene Geister der Straße womöglich, unablässig wie krampfhaft und aus welchem Grunde auch immer, meinen, den Versuch unternehmen zu müssen, sich ablenkungsfrei in die morbide Befindlichkeit der vor rund zweihundert Jahren besiegten, völlig ausgemergelten und auf dem Rückzug befindlichen Soldaten der Schlacht bei Waterloo hineinversetzen zu können, die bekanntlich in Napoleon Bonapartes größter und gleichzeitig endgültiger Niederlage gipfelte. Zumindest deutet so manches darauf hin, und eine Bestätigung dieser meiner verwegenen Mutmaßung würde mir auf Anhieb einiges erklären.

Und noch eine weitere, eine vorerst allerletzte Ungereimtheit steht – wenn auch nur sehr indirekt – in einem engen Zusammenhang mit diesem schnittigen Paar an Gehstockstelzen, was sofort bereits ein nur flüchtiger Blick auf die Spuren verdeutlicht, die das sich mir nahende Unikum hinterlässt: Zwei exakt parallel verlaufende Furchen zeichnen sich in dem festgetretenen, ockergelben Sand des Gehwegs ab, führen – und zwar ausgehend vom Pavillon! – stracks bis hin zu der gegenwärtigen Position der einherschreitenden Skurrilität und verlängern sich entsprechend mit jedem seiner Schritte. Diese Spuren, die kommen mir doch sehr bekannt vor!? ...

Das allerdings, nein, das dürfte keinesfalls sein. Niemals! Das ist – allerhöchst konzentriert schaue ich hin –, das ist doch völlig irreal, ist absolut dubios, ja nebelhaft und kann hundertprozentig nicht angehen. »Herr im Himmel«, wenn auch ich diese Redeblume des Volkes bitte hier kurz nutzen darf, ich denke, in dem Fall passt sie durchaus, »Herr im Himmel – jene Stöcke, und allein sie kommen mir jetzt vordergründig in den Sinn, werden gegenwärtig doch ganz eindeutig nicht benutzt, und nichts dergleichen können sie also gegenwärtig bewirken. Nichts!« – Allem Anschein nach aber doch? Oder ...

Die besagten Spuren (zwei kleine, schmale wie flache, mühelos lässig aus dem Boden gehobene Miniaturgräben, mit jeweils zwei ebenso winzigen, parallel zu den Gräben verlaufenden Hügelchen links wie rechts an ihren Seiten), ergeben sich bekanntlich nur dann – und nur dann! –, wenn der gemeine Nordic-Walking-Sportler seine locker in den Händen haltende Nordic-Walking-Stöcke (wie bereits zwar nur gedanklich, aber immerhin doch ausführlich nachvollzogen) in gewohnter Weise hinter sich her schleift,

also, wie gesagt, wenn er dergestalt so tut, als würde er ...
Aber das, das, was sich mir hier zeigt, nein, das ist höchst
suspekt. Von welcher Seite her es sich auch von mir betrachten lässt, und alle mir bekannten Möglichkeiten hierbei
mit in Erwägung gezogen – hier stimmt grundsätzlich
etwas nicht!

Oder – oder sollten etwa die Schuhe ...? Sollten etwa
die Schuhe in der Lage sein, eine ...? Können Schuhe eine
derartige Spur hinterlassen? Diese Frage stelle ich mir
jetzt! – Sofort versuche ich, die Art des Schuhwerks zu erkennen, die diese von mir beobachtete Gestalt trägt, diese
Verstiegenheit – ja diese Verrücktheit, die sich mittlerweile
auf gleicher Höhe mit dem Panoramafenster befindet,
durch das ich von meinem Platz aus hinaus und in die Natur blicke ... Turnschuhe? ... Turnschuhe! Allem Anschein
nach handelt es sich hier wirklich um handelsübliche Turn-,
Lauf- oder Joggingschuhe – um »Sneaker«, wie sie auch
genannt werden –, wie sie heutzutage jeder kennt und,
für mich ist das zumindest gefühlt der Fall, nahezu jeder
trägt. »Sneaker« (»Schleicher«, nach unserer Landesspra-
che, die englische Sammelbezeichnung für Sportschuhe),
lassen sich also erkennen, das steht schon mal fest. Diese
Erkenntnis, für sich genommen, vermag mich allerdings
keineswegs zu überraschen. Wieso auch sollten ausgerechnet Spuk-, Geist- oder Gespenstererscheinungen nicht mit
der aktuellen Mode Schritt halten? – »Tatsächlich?«, frage
ich mich wiederholt, um auf die eigentliche Frage zurück-
zukommen, »sollte etwa dieses Schuhzeug wahrhaftig in
der Lage sein ...?« Doch, es könnte in der Tat sein, dass? ...

Und ob man es nun glauben mag oder nicht, aber so wie
es aussieht, bewirkt jene von mir nun höchst aufmerksam
fokussierte Fußbekleidung tatsächlich die zwei nebenein-
ander verlaufenden Furchen, und zwar *anstelle* der zu
erwartenden Fußspuren – der Fußstapfen, die die Lauf-

flächen von Schuhen erwartungsgemäß im Sand hinterlassen –, die sich hingegen nirgends auch nur ansatzweise gebildet haben – anstelle! Und diese beiden nebenläufigen Furchen scheinen irgendwo im Bereich der hinteren Sohle – in den Fersen ?! – zu entstehen, wovon sie dann unverzüglich nach hinten auslaufen und letztlich das von mir geschilderte Bild abgeben. In jeder Hinsicht surrealistisch, das sich mir bietende Szenarium. Wirklich, ohne jede Ausnahme äußerst surreal.

Träume ... Genug! Das geht zu weit. Mir reicht es! Ab sofort verweigere ich mich. Ich konzentriere mich lieber aufs Hier und aufs Jetzt, verbiete meinen immer schneller und schneller und schneller galoppierenden Gedanken kompromisslos, weiterhin derartig überflüssige Spielchen mit mir zu treiben. Aus! Ende! Auf derartige Träumereien kann ich gut und gerne verzichten. Mehr noch, ich weise ihnen gnadenlos die Tür, verbiete ihnen eine Rückkehr, verweigere ihnen den Einlass! Von solchen ungebetenen Wahnvorstellungen, solchen sich plötzlich – »ehe man sich versieht«, sozusagen – in den Vordergrund drängenden Trugbildern lasse ich mich weder ablenken noch einschüchtern und schon gar nicht ernsthaft bedrohen.

Flüchtig – flüchtig und möglichst unauffällig nach allen Seiten hin im Saale umherblickend, versuche ich jetzt schnell noch zu ergründen, ob ich in den vergangenen Sekunden vielleicht auffällig war, ja, ob eventuell irgendeiner der in meiner Nähe frühstückenden Kantinennachbarn an meinem kurzen, fiktionalen Abstecher teilnehmen konnte, als zwar stiller, aber höchst interessierter Beobachter sozusagen, was durchaus im Rahmen des Möglichen liegt und mir aus naheliegenden Gründen wirklich ausgesprochen unangenehm wäre. Man weiß ja nie so genau, wie man sich in derartig verträumten Situationen gebärdet, was man im Unterbewusstsein und über die Körpersprache so alles offenbart, wenn die Gedanken im Inneren das Orchester dirigieren und das Außen weitestgehend sich selber überlassen ist. So wirklich *ganz* alleine ist der Mensch in derartigen Lagen ja nicht, und auch das gilt es meiner Meinung nach durchaus zu berücksichtigen. – Also ... Aber nein, nein ... Keineswegs, meine Bedenken erweisen sich als unbegründet.

Wie es aussieht – niemand blickt erstaunt zu mir herüber, keiner der anwesenden Reha-Anrainer nimmt gegenwärtig erkennbar Notiz von mir –, habe ich vermutlich für meine Nachbarschaft weder auffallend gestikuliert noch erkennbar Selbstgespräche geführt; eine Gegebenheit, die mich in dieser Hinsicht verständlicherweise zu beruhigen versteht. Nichts liegt mir gegenwärtig ferner, als unfreiwillig und in dieser Form den Alleinunterhalter zu spielen. »Dann bin ich noch einmal mit dem Schrecken davongekommen«, wie es so passend heißt. – Draußen, dort, in der parkähnlichen Anlage der Klinik, da geht mutmaßlich ebenfalls alles wieder seinen altgewohnten Gang. Sogar die Enten lassen sich jetzt hier und dort wieder auf dem Gelände sehen. Schaulustig in alle Richtungen blickend, watscheln einige dieser Tiere über das Grün des Rasens, was nicht zum ersten Mal zu meiner Beruhigung beiträgt.

Ins Gewissen redende Muskeln

Mein Rücken meldet sich zu Wort. Er beginnt – und nichts anderes bedeutet leider, mittlerweile gewohnheitsmäßig, eine Wortmeldung aus dieser Richtung – so langsam aber sicher zu schmerzen. Möglicherweise stammt von daher mein kurzer Albtraum-Besuch? Letzteres läge absolut im Rahmen des Möglichen. Bekanntlich visualisieren sich mitunter Befindlichkeiten. Verhält es sich in meinem Fall so? Einerseits lässt sich dieser Zusammenhang nicht ausschließen, zumindest nicht ganz, und andererseits, auch das gebe ich – allerdings nicht ohne ein gewisses Augenzwinkern – zu, andererseits passt mir diese Erklärung recht gut in meine Erzählung. Ich ziehe also vor, mich endgültig für die Variante zu entscheiden, die meine beginnenden Rückenschmerzen als Regisseur für die besagten Szenen ermächtigen. Somit passt wieder alles zueinander.

Wie auch immer dem sei, und was auch immer man meint, hier glauben, vermuten oder gar wissen zu wollen, es sei dahingestellt … Jedenfalls werden jetzt, verbürgt, nach und nach einige Unannehmlichkeiten zu Worte kommen, recht unfreundliche Beschwernisse, die mir in dieser Form mein Rücken verursachen wird, und zwar ziemlich genau dort, wo die Halswirbel zum größten Teil das Sagen haben. Um und bei dem genannten Bereich verspüre ich jetzt zunehmend drangsalierende Machenschaften, bemerke die sich anbahnenden Verwicklungen, die meiner gesamten Schulter – schwerpunktmäßig allerdings, wie ebenfalls seit Langem gewohnt, wieder rechtsseitig – sowie den oberen Brustwirbeln fest die Hand reichen. (Soweit der medizinische Bericht vom mitfühlenden »Doktor Selbsteinschätzung«, der mir zwar unaufgefordert, dennoch aber korrekterweise einmal mehr einen gezielten Hinweis darauf gibt, dass auch ich so peu à peu alt werde, beziehungsweise – wohl weitaus treffender gesagt – bereits alt bin!)

»Die Gegend dort, rund um diesen meinen geplagten Rücken in Gänze«, wenn ich das einmal so lax auf einen Nenner bringen darf, »die scheint sich, jedenfalls was die Schmerzen anbelangt, wieder einmal ziemlich einig darin zu sein, dass man sich gegen mich gefälligst geschlossen zu verbünden hat.« Medizinisch betrachtet hat das sicherlich alles so seine Ordnung. Das in Abrede zu stellen liegt mir fern. Das vermag mir für den Augenblick allerdings kaum einen Trost und noch viel weniger eine Linderung zu spenden. Schmerzen verspüre ich zunehmend – egal, ob nun *mit* Visionen oder *durch* Visionen –, Schmerzen! ... Aber vielleicht sollte ich mich auch da korrigieren, oder zumindest etwas einlenken.

Also – nein. Falsch. Das stimmt so nicht ganz. Hier gilt es, wie gesagt, tatsächlich eine Wenigkeit einzulenken ... Als Schmerzen, Schmerzen, in Form von unerträglichen Qualen gar, muss man das, was ich momentan verspüre, beziehungsweise was ich diesbezüglich in den folgenden Minuten – und ab dann »wer weiß wie lange?!« – in jedem Fall noch zu erwarten habe, nicht unbedingt bezeichnen. Das trifft es nicht hundertprozentig. Noch nicht! Sagen wir es vielleicht besser so: »Das gemäß meiner Verspannungen in der Nacken- und Schultermuskulatur empfundene Unwohlsein, das erinnert mich jetzt zunehmend deutlicher daran, ›dass es‹, so es denn will, ›auch anders kann‹ – ›ganz anders kann!‹ ...«

An Letzterem hege ich, das mag man mir glauben, aus gewissen einschlägigen Erfahrungen heraus, keinerlei Zweifel.

Und bereits das Vorgefühl, also, die sich mir aufdrängende Vorahnung einer weiteren – und gegebenenfalls noch gesteigerten! – Umsetzung jenes »Könnens«, lässt mich Schmerzen spüren ... »Äußerst zudringliche, im höchsten Maße Grenzen verletzende Verspannungen!« – ja, das bleibt nach meiner Korrektur übrig, das trifft es.

Und nein, als Phänomen ist es ganz sicher nicht zu bezeichnen, dass ich allmählich kaum noch zu deuten vermag, was *genau* nun letztlich – und aus welchen Gründen – mir in dem genannten Bereich die geschilderten Probleme bereitet. Handelt es sich hier um einen Wundschmerz, zusätzlich, vielleicht? Schließlich liegt die Operation – immerhin hatte man mir per chirurgischem Kunstgriff, für den die operierenden Ärzte fürwahr mehrere Stunden benötigten, einige meiner Halswirbel versteift – nur wenige Wochen zurück, und mein in dieser Hinsicht alles andere als geschonter Körper hat den Eingriff bei Weitem noch nicht vollkommen verarbeitet. (Letzteres wiederum ein kleiner zusätzlicher Hinweis seitens des aufmerksam abwägenden Herrn Doktor Selbsteinschätzung.)

Oder, oder meldet sich vielleicht mein altes Rückenleiden zurück, das mir seit Jahren bereits ein zwar wirklich kein willkommener, dessen ungeachtet aber recht anhänglicher Begleiter ist? Auch das wäre immerhin möglich! Andererseits nehme ich seit der Operation, kontinuierlich über den Tag verteilt, relativ viele Tabletten ein. Medikamente, die meine Wehwehchen ganz gezielt auf einem mir erträglichen Niveau halten sollen, was ihnen im Großen und Ganzen – nicht zuletzt aufgrund der relativ hohen Dosis, die ich mir da verabreiche – auch ganz gut gelingt. Unterm Strich gesehen, bleibt mir also tatsächlich nur die ungefähre Einschätzung, was mein Körper – wo und weshalb –, nach der Gesetzmäßigkeit, die eine jede Ursache konsequent mit einer Wirkung verbindet, zurzeit real durchmacht.

Dennoch, und daran vermag ich nichts schönzureden, dennoch empfange ich die Signale meines Rückens jetzt in einer derart aufdringlichen Weise, dass von einer erholsamen Ablenkung davon – von jetzt ab und bis auf unbestimmte Zeit –, vorerst wohl kaum die Rede sein kann. Ich überlege, ob ich hier heute Morgen möglicherweise zu lange – oder vielleicht auch völlig falsch? – gesessen habe. »Sie sitzen viel zu lange an ihrem Schreibtisch!« – »Du nutzt vermutlich eine völlig falsche Sitzgelegenheit!« – »Sie müssen gerade sitzen – gerade!« – »Deine Haltung!« – »Kein Wunder, dass sich da der Rücken meldet!« – Also ...!

So oder ähnlich so, mal mit Nachsicht und mal mit Unverständnis, hier mit einem Lächeln und dort mit einem erhobenen Zeigefinger, hat man mir bereits wiederholt erklärt, dass all das gefälligst von mir zu berücksichtigen sei, beziehungsweise, man hat mehrfach den Versuch unternommen, mir verständlich zu machen, was von mir künftig zu tun und zu lassen sei. Sowohl seitens der Therapeuten als auch aus meinem engsten Familienkreis heraus ertönen diese wirklich gut gemeinten Warnungen. Seit Jahren – gefühlt seit Jahrhunderten! – und in nahezu regelmäßigen Abständen höre ich mir das geduldig an.

»Und?«, frage ich mich, »ist es heute vielleicht der zwar durchaus praktische, dafür aber in jedem Bereich recht hart und kantig konstruierte Kantinenstuhl, den ich meinem Rücken nicht hätte zumuten dürfen? Oder, oder ist dieser Stuhl zwar hinlänglich passabel – und selbst dann noch, wenn er für eine verhältnismäßig lange Zeitspanne genutzt wird –, was wiederum aber leider absolut nicht für einen beschädigten Rücken wie den meinen gilt?« Vielleicht trifft ja beides zu.

Zu diesem Thema spricht jetzt einiges wirr durcheinander auf mich ein, und ich kann nur schwer abgrenzen, in welche Richtung ich meine Erwägungen lenken sollte. – »Wie wäre es denn, mein Guter«, klagen mich meine gereizten Muskel- und Nervenfasern jetzt offen an, »wie wäre es, wenn Du Dich so allmählich mal aufraffen, vom Stuhl erheben und ein Stück gehen würdest? Allein vom langen Herumsitzen und vom, mit einer Tasse Kaffee in der Hand, besinnlich aus dem Fenster in die Welt Hinausschauen, können wir nämlich auch nicht geschmeidiger werden! Worauf wartet der Herr eigentlich, falls die Frage erlaubt ist? Bewegung!« – »Oh ja, schon klar, schon klar, das musste ja kommen. Für mich kommt das keineswegs überraschend. Das habe ich von Euch nicht anders erwartet.«

»Nur immer weiter so! Ihr könnt natürlich klug daher- reden«, eine meiner inneren Stimmen setzt sich umgehend und mit Nachdruck zur Wehr. »Aber, meine Lieben, aber wenn mich erst einmal wieder das Therapeuten-Tagesanwen- dungsprogramm fest in seinen Fängen hat (meine Gedanken sind jetzt bei meinem persönlichen Therapieplan, der auf der Fensterbank meines Zimmers geduldig auf mich wartet), dann laufe ich sowieso nur den lieben langen Tag über auf den langen Fluren hin und her, und das, ihr ungeduldigen Schlauberger, das sollte Euch doch eigentlich vollends aus- reichen, für Eure sogenannte *Geschmeidigkeit*. Oder? Und übrigens: Dass ich in die Welt hinausschaue – in die Welt! –, das halte ich für maßlos übertrieben von Euch. Aber gut, gut, ich will mich ja nicht mit Euch streiten. Bekanntlich gibt der Klügere letztendlich ja nach …«

Also abgemacht: Ich werde meinen leeren Kaffeebecher gleich behutsam zu dem ebenso leeren Frühstücksteller, dem Besteck und den mehrfach benutzten und gefalteten Servietten stellen (ich erinnere: vorsorglich, weil ich an- scheinend sehr dazu neige, Servietten beim Frühstücken mit flutschigen Butterresten zu kontaminieren, hatte ich mir gleich zwei genommen), werde mich dann, mit dem Tablett in den Händen, erheben (und das möglichst geräuschlos, also ohne meinem Stuhl ein störend vernehmbares Scharren zu gestatten) und mich dann – in der Hoffnung, dass dort inzwischen wieder eines jener praktischen Rohrgestell-Regale zum Beladen bereit steht – unverzüglich in Richtung Ausgang bewegen.

Das Angebot des heutigen Morgens, das habe ich jedenfalls genutzt, habe das kleine, vom Leben so freundlich geschnürte Päckchen vorsichtig geöffnet und ihm das wertvolle Präsent, nämlich die Gabe namens »Zeit«, ebenso behutsam entnommen, was mir ein wenig Stille, einen Moment der Einkehr – etwas innere Besinnlichkeit gewährte. Die vielleicht sich stellende Frage nun, ob mir die eher widrigen Erfahrungen, die inmitten meiner inneren Sammlung unaufgefordert erschienenen Beeinträchtigungen – ich denke, dass sie angemessen Erwähnung gefunden haben –, nicht den einen oder anderen *Wermutstropfen* bescherten, die würde ich, und das ohne zu zögern, mit einem klaren Nein beantworten.

Die Gedanken – einige von ihnen schwimmen mit Kraft und Gewalt gegen den Strom, andere wiederum treiben ausgeruht flussabwärts dahin –, sie können, aber müssen ja nicht unbedingt scheppernd miteinander kollidieren. Für ein ausreichend ungestörtes Passieren ist das Flussbett des Daseins allemal breit genug. Und die Frage, welche meiner Gedanken sich während der jüngst vergangenen Momente nun flussabwärts und welche sich flussaufwärts bewegten, die halte ich für unangebracht und irrelevant, ja vollkommen fehl am Platze. Es dürfte mittlerweile wohl klar sein, dass jene Zuordnungen sich per derartigem Ansatz kaum einrichten lassen, weil Denkinhalte – egal, ob wir sie Eingebungen, Überlegungen oder Inspirationen nennen – aus vielerlei Gründen einem stetigen und absolut unkalkulierbaren Wechsel unterliegen. Daraus wiederum ergibt sich überhaupt kein Anlass zur Besorgnis.

Für den Schluss

Ein paar Tage werde ich – sofern alles nach Plan verläuft – noch Gast in dieser Genesungs-Festung sein, in dieser rüstigen Ritterburg der wackeren Wiederherstellung, die rundum ein tiefer, breiter Graben, angefüllt mit den rauschenden Fluten spezieller Regelmäßigkeiten (Krokodile oder ähnliche Panzerechsen konnte ich nicht sichten), höchst zuverlässig von der Außenwelt abzuschirmen versteht; und allein ein seitens der Ärzteschaft akkurat ausgefüllter und unterschriebener Entlassungsschein wird mir dann an rostig rasselnden Ketten die Zugbrücke herunterlassen, die mir auf jenem schmalen Pfade dann endlich die Rückkehr in die Sphären meines mir doch so vertrauten Planetenteils – die Kubikmeter, die ich zurzeit »mein Zuhause« nennen darf – gestattet.

Sobald im Drüben angekommen, werde ich sie – einige Schritte rückwärts gehend und dabei mit einem weißen, auseinandergefalteten Papiertaschentuch in der linken Hand noch eine gute Zeit lang freundlich winkend – ohne langes Überlegen verlassen, sie, die noch für weitere Tage – oder auch Wochen – erholungsbedürftigen Ritter unserer »ach so modernen Zeit«, sie, die in den Zeltlagern und deren Umgebung unermüdlich rauchenden Streiter, die heroisch in Adidas-Nike-Puma-Rüstungen telefonierend einherschreitenden Krieger der erlauchten Reha-Kantinen-Tafelrunde. Ja, und dann bin ich aber weg. Irgendwann, irgendwann ist auch *das* Ziel erreicht. So oder so: früher oder später hat eben alles (s)ein Ende gefunden.

Und auch jetzt könnte man mich völlig falsch verstehen – dessen bin ich mir natürlich sehr wohl bewusst –, könnte diese meine abschließenden Gedanken als eine gezielte und sogar leicht von einer gewissen Bösartigkeit durchzogenen Ironie deuten, als eine spitzzüngige Spöttelei eben, eine, die den gut gemeinten Prozess meiner unabdingbaren Wiedereingliederung in das sogenannte »normale Leben« mit meiner wohlüberlegten Absegnung ins Lächerliche ziehen darf. Aber, wie ich es mehrfach schon habe durchblicken lassen, eine solche Vermutung wäre dann an der eigentlichen Sache, und zwar an meinem realen Beweggrund, absolut vorbei spekuliert. Ich hoffe sehr, dass das letztlich genau so und nicht etwa anders aufgefasst wird.

Und wenn hier überhaupt irgendetwas unbedingt ins Lächerliche zu ziehen ist (bitte, meinetwegen können wir, selbstverständlich rein spielerisch und hypothetisch, zum Abschluss gerne einmal davon ausgehen, dass diesbezüglich ein bestimmter, ernst zu nehmender Bedarf besteht. Wieso auch nicht?), ja, dann ist es eindeutig allein *meine* Haltung, die zu diesem Punkt infrage kommt. Dann ist es – und auch das habe ich bereits mehrfach, da direkt und dort indirekt, zugegeben – unzweideutig allein *mein* über die Maßen hemmungsloser Hang zur uneingeschränkten Selbstständigkeit. Dann ist es unbestritten *meine* ausufernde Abneigung gegen jegliche Form der menschlichen Gleichschaltung. Dann ist es zweifellos *mein* sofortiges nach Luft ringen, sobald ich mich in irgendeiner Weise eingesperrt fühle. Ja, dann ist es fraglos mein nicht irritierbarer und fester Glaube daran, dass ich diese mir immer wieder wohltuende Freiheit, nämlich meine Selbstständigkeit verteidigen und jenen Zwängen weiträumig aus dem Wege gehen zu können, noch eine gute Weile möglichst tief ein- und ausatmen sollte.

Und wenn ich es tatsächlich widerspruchslos hinnehme – ja sogar gestatte, dass man diesen meinen Freiheitswillen, mehrfach mit dem Kopfe schüttelnd, belächelt, dann begründet sich das wirklich nicht zuletzt durch meine wiederholten Blicke in und auf diese unsere Gesellschaft, die mich immer und immer und immer wieder darin bestätigen, dass ein jeder Einspruch meinerseits – und egal, wie begründet er auch immer sein mag! –, in der Regel allein fürchterliches Erstaunen, größte Irritation und höchste Verwirrung stiftet. Wer wollte das leichtfertig auf sein Gewissen laden?

Was/Wo

Peter Oebel bei adlibri

Stille Geborgenheit

Erzählung

Paperback, 276 Seiten
ISBN 978-3-96069-045-0

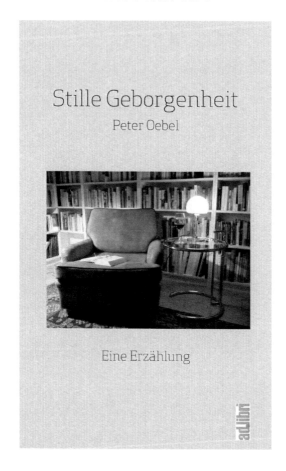

Stille Geborgenheit

Peter Oebel

Eine Erzählung

Ausflüge in die Labyrinthe der Philosophie: Vier
älteren Herren diskutieren in der Bibliothek ihrer
Seniorenresidenz über das Leben und das Danach.

Peter Oebel bei adlibri

Alex
Eine Nachkriegs-Kindheit in Hamburg-Barmbek

Paperback, 448 Seiten
ISBN 978-3-96069-040-5

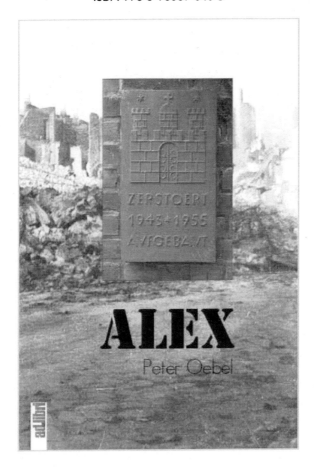

Ein Buch für alle, die noch einmal in die fremde,
abenteuerliche Welt eintauchen wollen, die für ihre
Eltern oder Großeltern Nachkriegs-Realität war.

– Auch als eBook erhältlich –

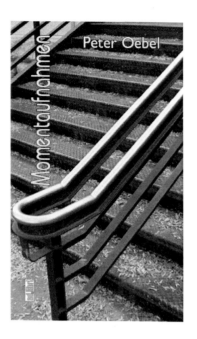

Momentaufnahmen
Erzählungen

Paperback, 128 Seiten
ISBN 978-3-96069-036-8

In 31 Geschichten
erzählt Peter Oebel von
Augenblicken im Alltag,
in denen das Leben seine
Brüche offenbart, seine
Widersprüche und auch
seine Schönheit.

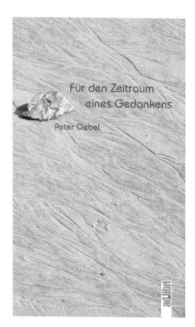

Für den Zeitraum
eines Gedankens
Gedichte
Paperback, 120 Seiten
ISBN 978-3-96069-043-6

Es gibt Dinge in unserem
Dasein, die sich allein
mittels der Sprache der
Lyrik behaupten können.
In diesem Gedichtband
sind Begegnungen solcher
Art festgehalten.